肝胆胰脾

GANDANYIPI

WAIKESHOUSHU TUJIE

外科手术图解

李荣祥　编著

四川科学技术出版社

·成都·

图书在版编目（CIP）数据

肝胆胰脾外科手术图解／李荣祥编著. –成都：四川科学技术出版社，2014.8（2022.1 重印）
ISBN 978 - 7 - 5364 - 7950 - 0

Ⅰ．①肝… Ⅱ．①李… Ⅲ．①肝疾病 – 外科手术 – 图解②胆道疾病 – 外科手术 – 图解③胰腺疾病 – 外科手术 – 图解④脾疾病 – 外科手术 – 图解 Ⅳ．①R656 – 64

中国版本图书馆 CIP 数据核字（2014）第 199245 号

肝胆胰脾外科手术图解

编　　著　李荣祥

出 品 人　程佳月
责任编辑　戴　林
封面设计　墨创文化
责任出版　欧晓春
出版发行　四川科学技术出版社
　　　　　成都市槐树街 2 号　邮政编码 610031
　　　　　官方微博：http://e. weibo. com/sckjcbs
　　　　　官方微信公众号：sckjcbs
　　　　　传真：028 – 87734039
成品尺寸　210mm × 285mm
　　　　　印张 11.25　字数 340 千
印　　刷　成都市新都华兴印务有限公司
版　　次　2014 年 9 月第 1 版
印　　次　2022 年 1 月第 2 次印刷
定　　价　128.00 元
ISBN 978 - 7 - 5364 - 7950 - 0

本书编委会名单

主　编　李荣祥　张志伟

副主编　刘金龙　杜景平　尹杰霖

主　审　陈孝平

顾　问　钟　森

编著者（按姓氏笔画排序）

尹杰霖（教授）	毛盛名（博士、主任医师）
刘金龙（教授）	祁晓珺（讲师）
李荣祥（硕士、教授）	李福玉（硕士、教授）
李　黎（讲师）	李　俊（硕士、副教授）
李　劲（副主任医师）	李五生（硕士、主任医师）
杜景平（博士、教授）	吴君正（博士、主任医师）
张志伟（博士、教授）	张万广（博士、副教授）
张有植（硕士、主任医师）	张　斌（博士、副主任医师）
张福鑫（讲师）	杨向东（博士、主任医师）
陈生贵（硕士、副主任医师）	何洁华（硕士、主治医师）
周晓娜（主任医师）	姚　健（主任医师）
龚明生（副教授）	蒋怡帆（硕士、主治医师）

编务绘图者　李荣祥　殷艺丹

内容提要

　　本书是一本腹部外科领域的参考书,主要内容为肝胆胰脾外科的解剖与有关重要的手术示意图。本书参考了国内外有关重要的文献资料(肝移植手术图等),结合自己多年的临床实践及有关专家、教授临床经验编写而成,反映了肝胆胰外科手术的发展水平,具有较高的学术价值和实用价值,适合各级医院的外科医师、相关专业人员和医学院校的年轻师生参阅。

前　言

近半个世纪以来,我国的外科学开拓者在发展和完善外科手术学上曾倾注心血,在实践中创造出具有我国特色的外科手术学,在腹部外科学方面更为突出。每个外科医师在他一生的事业中都经过了从初学到成熟直至有所发现、有所创造的过程。外科手术学方面的经验凝结着众多外科先驱者的劳动和智慧,可造福于众多的伤病员患者,因而它是无价之宝。

手术是重要的治疗手段,有时也是唯一的手段,又是一项很精细的工作,需要有深刻的解剖认识、周密的思考和严谨的组织,更需要有高度的责任感、渊博的医学基础解剖知识和熟练的操作技术。外科宗师裘法祖教授说:"外科学是一门科学,是技术和艺术的综合。"也就是说,外科医生不但思维要严谨,还要有熟练的操作技术。一台手术犹如一个雕刻家刻出一个精美的艺术品。

本书成稿后,经多次审阅修改,力争做到图文并茂,达到解剖与术式相联系,适于年轻腹部外科医生和基层医院的医生参考。由于本人的学识水平有限,在提纲的拟定、内容的编排、书写与绘图等方面的疏漏及不当之处在所难免,敬请读者和同道们毫不吝啬地提出批评指正。

本书在编写过程,得到了华中科技大学同济医学院陈孝平教授(国际肝胆胰协会中国分会主席、亚太地区肝胆胰协会主席)等有关专家的指点、帮助和支持,得到了同道们和亲朋好友们的关爱和帮助。在此,我向他们表示由衷的感谢!

李荣祥

2014 年 1 月

序

  随着医学对人体疾病的认识不断深化,腹部外科手术与其他领域一样,在内容、范围和深度方面已达到了相当高的境界。我国大部分区(县)、镇级医院也都能完成多种腹部大手术。手术是伤病患者的重要治疗手段之一,也是不可缺少的重要措施,手术的成功与否,与病人的生命息息相关。从现代医学创立至今,手术在医学中所占的重要地位始终没有动摇。临床工作者在医疗实践中创造了多种手术方法,挽救了无数伤病员的生命。虽然很多新的医疗仪器和设备广泛用于临床,使外科技术有了长足的发展,但是,娴熟、过硬的手术技能仍然是衡量一个合格外科医生的重要标准。因此,手术科室的医生需要不断地学习提高,增加理论知识,了解新的手术方式和操作技巧。

  本书为腹部外科手术中的主要脏器解剖手术图解,是由有多年临床经验的主任医师、教授和年轻上进的专家们共同绘制、编著。手术是以技能为主的学科,编绘和出版手术图谱是一项较为困难的复杂的工作,因此,手术学图书的出版或内容的更新可能会跟不上实际的要求,但手术图书交流和普及手术技术,是推动医学向前发展的一项工作。作者们对各自编写的部分,均以丰富的实践经验为基础,并参阅了国内外文献,因而较全面地反映了该领域的现代水平。成稿后经主编及编委们多次审阅修改,以期达到理论与术式相连及图文并茂的效果。希望刚步入外科专业的年轻医务人员,先认真阅读本书的第一章"外科医生的成长",并去领悟和感知它,相信这将对你的成长有着重要的参考作用。对于年轻的腹部外科医师的基础理论和专业技术水平的提高,本书或许是一本有借鉴价值的参考书。

  在编绘过程中,得到了编者们所在院校的大力支持,更有幸得到了华中科技大学同济医学院国内肝胆胰外科顶级专家陈孝平教授(国际肝胆胰协会中国分会主席、亚太地区肝胆胰协会主席)的支持、帮助和指导。在此,谨向所有关心、帮助、支持本书出版的专家教授以及四川科学技术出版社表示衷心感谢!

钟森

2014 年 6 月

目　录

绪　论

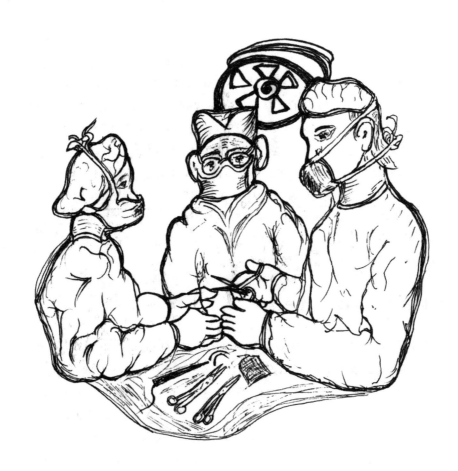

第1章 外科医生的成长

医学是关系人类健康的一门科学,其目的是预防治疗生理疾病和提高机体的生理机能。在我国传统医学中,外科学历史悠久,早在公元前14世纪的商代甲骨文中就已有记载,周代时期外科已独立成门,外科行医者被称之为"疡医"。但因长期以来受解剖禁区的限制,医生不能进行科学的总结和深入的研究,以至外科学发展极为缓慢,一直处于落后状态。即便是民国时期的近代,外科学的发展依然滞后,具有外科设备的大医院仅设在一些大城市,一些稍大的手术如胆囊切除术、胃大部分切除术、肾切除术等只能在这些大医院进行,因外科医生缺乏,手术种类有限,很少有创造性成就。新中国成立后,外科学步入高速发展时期,外科学教学、科研及实践技能均得到了重视,外科队伍开始不断壮大,国内外科学体系也逐渐完善。由于外科学高速发展,使其开始出现了分支,骨外科、胸心外科、腹部外科、泌尿外科、脑神经外科、麻醉科等专科相继成立。随着现代科学技术和相关材料科学的发展,新的外科领域如心血管外科、手外科、肝胆外科、显微外科等,也开始创立并取得了可喜成绩。与此同时,全国性的外科学术组织—中华医学会外科学会也在不断健全和发展,地区性的外科学术组织也相继建立并积极开展工作,成立了肝脏外科、胆道外科、胰腺外科等专科学组,充分展示了我国外科学发展的广阔前景。

外科是一门特殊且高风险的医学行业,多数外科患者都需要手术治疗,然而在治疗的同时也给患者带来了不同程度的创伤和痛苦,且在康复过程中也存在风险,甚至付出生命的代价。医生的职责是解决医疗和预防工作中的实际问题,医疗工作中的任何疏忽、失误都会在一定程度上影响患者的康复过程,甚至危及生命。作为年轻一代的外科医生,不仅要有高度的责任感和无私奉献的精神,在医疗技术及医学知识的积累和更新方面更应有科学的定位和较高的要求。

一、基础理论、临床实践、经验总结

医生,尤其是外科医生,其成长的快慢以及达到的程度,实际上与其具备的基础理论知识、临床实践技能以及是否进行经验总结密切相关。知识的重要性在于运用,运用于实践,运用于思考。

重视知识而又不去运用它的医生并不少见。Francis Bacon有一句名言"知识就是力量",很多人都并不陌生,但真正理解其意义的人并不多。Francis Bacon是为了铲除愚昧,打破偶像,反对偏见,才指出"知识就是力量",其真正目的是运用知识去认识自然和改造自然。学问本身并不给人以运用它们的能力,这种运用之道在学问以外,是学问以上的一种智能,只有在观察应用的过程中才能体会得到。

解决问题的本领只能在实践中得到,要善于以理论为基础,然后付诸于实践。学习临床医学知识不要脱离临床,许多临床医学上的问题看似简单,却可能千变万化,只有"临床三尺"与病人接触沟通,才会逐渐明白,才能有较深的体会。如果有谁认为临床医学简单,那是对临床医学的无知。医学生或年轻医生在刚接触病人时,必须把临床医学实践放于首位,努力使自己逐渐了解临床医学的特点。医学院校生毕业后,最初的几年是最关键的阶段,必须努力的去学习和工作,督促自己争取养成良好的习惯,这样才能终生受益。因此,作为一名外科医生要重视实践,因为是否能认真地从实践中去总结经验教训,是外科医生能否成长的一个关键环节。

思考,是有目的的一种探索,是透过表面去理解事物的本质,作为临床外科医生,更要善于思考。思考是一种创造性的脑力劳动,思考应当"去伪存善,去粗取精,由此及彼,由表及里"。做一名外科医生,必须不断地提高自己的临床思维能力,不仅要善于思考,还要进行经验总结,只有这样才能更快地从感性认识上升到理性认识。在实践机会相同的条件下,外科医生的收获往往是不尽相同的,其差别主要表现在对思考的重视程度上,当然也包括个人思考能力差异。先哲们十分重视对"思"的理解,且有很多种提法,如思考、思量、思索、沉思、反思、思前想后、左思右想、深思熟虑等。但思考的能力只能在认真思考的过程中去培养和提高,这与直觉和主观反应是不同的。

临床外科医生对基础理论、临床实践、经验教训要善于思考总结,要注重三者间的结合,且只有落实在临床实际工作中,才能真正地体会到结合的价值与意义。孔子曰:"学而不思则罔(迷惑),死而不学则殆(危险、失误)"。现代临床医学奠基人之一,加拿大的Oster说:"学习疾病的种种现象,如果没有书,犹如在没有海图指引的海上航行;有书而不去接触临床病人,则是没有去海上航行。"这句话指明了读书不能代替实践,而实践则需要书本知识作指导。引用古今中外的名言,其目的是希望年轻医生在临床工作中能够尽早自觉地去提高指导、实践、思考三者相结合的能力,并理解其意义,以减少学习及为病人服务的矛盾,善于在为病人的服务中去学习。

二、临床医学的特点

作为一名外科医生,其成长与临床医学的特点有着必然的联系,但笔者认为与其成长联系最为密切的是人体解剖。我国医学文化源远流长,传统医学中的解剖学起源甚早。早在2000多年前就已有医学家在尸体上进行解剖的记录。史书也曾记载,新莽天凤三年(公元16年),王莽令太医尚方与巧屠一起解剖被处死刑者公孙庆的尸体,他们不仅度量其五脏,而且"以竹脉导其脉,知其始终……"这是我国对人体解剖较为详细的描述。在我国古代,虽然解剖学的描述性研究已有很大成就,但由于长期以来受到封建社会体制的困扰,其发展速度缓慢,因此我国在传统医学中并没有形成体系。

自19世纪西医由欧洲传入中国后,经过一段时间的努力,我国逐渐建立了一只由国人自己组成的师资队伍,不断更新教学设备,编写了具有我国特色且适应我国国情的解剖学教材和解剖学图谱。随着解剖学的发展和教学改革的深入,其对临床外科医生的成长起到了承前启后、继往开来的决定性作用。

临床工作的一个优点是拥有大量的实践机会,许多学科都难与之相比。病人的诊治过程是一个不断完善的过程,大量的临床实践使得医生对疾病有了更为理性的认识,他们能看到很多不同的疾病具有的相同特点,相同的疾病具有的不同表现。他们从那些不同的表现中能够更深刻的去认识共性,而这些共性又是个性的体现。疾病的研究可以提高临床思维能力和解决临床实际问题的能力,因为临床工作本身就存在着一般和特殊的关系。在临床诊治过程中,医生要督促自己思考,要做出多项判断和决定。例如一位腹痛患者被诊断为急性阑尾炎,手术也得以证实,这位医生可以获得一定的经验,但如果他在术前就去思考临床上存在的问题,如阑尾的位置于何处、是单纯还是化脓、周围是否粘连、腔内有无粪石等,然后根据病人的个体情况去进行手术,则术后所获得的经验远多余简单的诊断为阑尾炎。又如乳房肿块的患者,不仅要区分良性和恶性,还应区分病理类型、临床分期及预后好坏等,不能含糊的诊断为"腹痛待查"或"乳房肿块"之类。临床问题是复杂的,受许多因素的影响,因此在诊断中需力求具体,在诊治过程中需充分预测可能出现的变化、疗效及副作用等。对于术中和术后所出现的变化,要从解剖、病理、生理上寻求解答,及早且认真地寻找可能解决的办法,这样才能发现不妥之处,观察、分析及判断的能力才能得以提高。

要成为有经验的外科医生必须善于利用各种机会向病人学习,病人的情况各有不同,疾病的发展千变万化,病人都愿意找有经验的医生,而作为医生应当问自己,究竟什么才是经验。当然,取得经验需要长时间的实践,但并非是行医时间越长,经验越多。有经验的医生当然医术高明,而且善于用自己的知识和技能去解决病人的实际问题。个人的经验和经历毕竟是有限的,因此除了自己要认真地总结经验教训外,还应善于学习别人的经验教训,更应把他人的教训列入自己的教训。"吃一堑,长一智",除了自己外,还应借别人之堑,长自己之智。当然,除此之外还应有自我创新意识,例如在听极其重要的科学进展报告时,不能只注重那些进展的内容而忽略了自我的发崛和创新,为何不扪心自问一下:他为什么能取得进展,自己为什么没有想到别人所想?

医生除了在医疗技术上为大众服务外,还应在心灵上及言语交流方面为患者服务。作为医生,首先应取得病人和家属的信任,增强患者对恢复健康的信任度,这不单是医术的问题。人是社会的人,没有完全相同的人,诸如社会背景、文化素质、经济状况、家庭关系、健康知识等,这些无不影响患者对健康和疾病的认识,出现心理上的变化。作为医生不仅要高标准要求自己,还应不断提高对病人的"服务艺术",尤其是作为一名外科医生。许多医生常常在与病人交流时只可意会不可言传,与患者家属交流亦是如此,这是语言交流方法障碍,为此必须注意语言的灵活多变,贴近生活。除此以外,医生在举止方面也应尤为注意,医生在观察患者并与之交流时,殊不知患者及其家属也在观察医生,乃至一举一动、一言一行,这些都无不影响着患者。因此,作为一名好医生除了要有高尚的医德和精湛的医术外,还应注意和重视医疗服务的"艺术性",只有充分的认识临床医学的科学性和艺术性,才真正有利于外科医生的成长。

三、如何才能做一名年轻优秀的外科医生

1.树立良好的医德医风,为病人解除疾苦

古今中外都很重视医生在道德方面的修养,医学道德主要体现在对医学科学的追求以及对病人的责任感和同情心上。早在2000多年前,唐朝孙思邈的《备急千金要方 大医精诚》就论述了行医者不仅需医术精湛,更应医德高尚。古希腊希克拉底誓言:"我愿尽我力与判断力所及,无论置于何处,遇男遇女,贵人及奴婢,我之唯一目的为病人谋幸福,并检点吾身,不做各种害人及恶劣行为。"因此,要经常想到我们面对的不单是病,更重要的是一个生了病的人,只有具备了良好的医德医风,才能发挥医术的作用。如果思想不正,疏忽大意,就会给病人带来灾难性的痛苦,甚至导致病人身心的严重损害。医生对病人要有耐心、诚心和爱心,并与之建立良好的互信关系,争取得到病人及家属的配合,这样才有利于完成各项检查和治疗。笔者多年的经验总结,年轻医务人员必备十五点:"态度好一点,微笑多一点,脑筋活一点,眼睛亮一点,耳朵灵一点,鼻子敏一点,嘴巴甜一点,说话轻一点,讲解慢一点,做事敏捷点,行动快一点,举止文明点,理由少一点,效率高一点,度量大一点。"

2.打好坚实的外科基础,注重理论与实践相结合的学习方法

要狠抓"三基""三严"训练,打好外科的根基。"三基"是指基本知识(basic knowledge)、基本技能(basic technical ability)和基础理论(basic theory)。基本知识包括医学基础知识(如解剖、病理和病理生理等)和其他临床学科(如临床诊断学等),这些基本知识对于外科医生来说是至关重要的。例如要做好腹股沟疝修补术,就必须熟知腹股沟区的局部解剖;施行乳腺癌根治术,就应了解乳腺癌淋巴转移途径;鉴别梗阻性黄疸和肝细胞性黄疸,就要知道胆红素的代谢过程。Galen有句名言:"一个不熟悉解剖的外科医生要在病人身上做手术而不犯错,等于要一个盲人完成一座完美的雕刻一样困难。"对于基本技能,首先要学会记录病史和体格检查,重视外科的基本操作技能,按照准则去训练,如切开、分离、止血、结扎、缝合、引

流、换药等,不可草率行事,否则很可能会影响到手术的效果。基础理论知识,则能帮助外科医生在临床实践中加深理解和认识,从而具有严密的思维、严谨的态度及严格的作风。外科学是一门实践性很强的学科,不同的外科疾病可能会出现相同的临床表现,如急性胃穿孔和急性化脓性阑尾炎,临床上都有可能表现为转移性右下腹痛;而同一种外科疾病也可能临床表现不同,如结肠癌病人有的是以便血或腹泻为主,而有的发病时就出现肠梗阻。临床医生不仅要诊断疾病、观察病情、合理选择用药,更重要的是要执行正确的手术操作。大量实践证明,外科医生在实践机会相同的情况下,成就及进步的快慢往往不同,而是否坚持了理论联系实际则是造成这种差距的重要因素。

3.勇于做到"三会"

外科前辈裘法祖指出,一位好的外科医生应做到"三会",即"会做(会开刀、会治病)","会说(会讲课、会做学术报告)","会写(会撰写论文、会总结报告)"。目前,也有国内外顶级学者提出,不但要"三会",还要力争做到"四会",即在"三会"的基础上还应"会绘解剖手术图"。还有学者提出,随着各学科相互交叉融合,仅会使用手术刀远远不够,还应善于思考、博学多才,具备驾驭多学科的综合能力。外科工作要有团队精神和一个共同的目标,要时刻为团队着想,且外科医生还要思维缜密,像雕刻家那样精巧操作,遇疑难要有条不紊,遇危境要当机立断,手术操作要干净利落。

总之,外科医生必须时刻记住"三人行必有我师"这个道理,要学会先做人,后作医。要想让别人尊重自己,首先要尊重别人,尊重他人的学习方法和劳动成果。只有这样才有可能把自己培养成真正德才兼备的年轻外科医生,从而为我国外科学全面赶超世界先进水平做出应有的贡献。

第2章　循证医学与临床医生

循证医学(Evidence-based medicine, EBM)是以证据为基础的医学,其核心是强调证据,要求在严格的、科学证明的基础上开展医疗工作,因此循证医学就是"遵循证据的医学"。20世纪90年代诞生的循证医学被认为是临床医学发展史上一个重要的里程碑,它使医学研究和临床实践进入了一个新的时代。

循证医学起源于加拿大 Mcmater 医学院,该大学著名的内科学家和临床流行病学创始人之一的 Sackett 将其定义为"慎重、准确和明智地应用所获得的最好的研究证据来确定患者治疗设施"。EBM 是在临床流行病学基础上发展起来的,因此它是临床流行病学的一部分。虽然目前我国 EBM 的发展已取得了很大成绩,EBM 的理论体系、技术体系已逐渐形成,如临床流行病学(CE)网、循证医学中心或循证实践中心、Cochrane 协作网、临床实验中心、卫生技术评估机构等,但仍然处于初级发展阶段。

20世纪末,EBM 的概念正式形成后,该学科就很快得到了发展,这并非偶然,而是历史发展的必然趋势。其主要形成条件有三个方面:①临床医学、临床研究方法学、医学统计学、临床流行病学的发展,可靠的临床研究证据,高质量的随机对照实验结果;②计算机互联网、信息通信技术的高速发展;③各国医疗制度改革,病人对有效医疗安全服务的需求,以及卫生经济学的发展等。

EBM 既可尊重医学理论和实践科学的有效性,又可加强临床医学与基础、预防、康复医学的相关性,从而更快的促进医学的整体性发展。因此,EBM 具有指导、鉴别、衡量和评估临床科研是否具有正确性的能力。

基于上述原因,笔者曾发表一文"循证医学与临床医生"(原载于《全科医学杂志》2003年4月第2卷第4期),今附于本章以供参阅。

循证医学与临床医生

在迅猛发展的医学知识与日新月异的技术面前,临床医生应迅速适应不断发展的医学信息及医学相关信息,并在繁忙的工作与有限的资源下使用最新的知识技术,为患者提供最佳的医疗服务。20世纪90年代迅速发展起来的循证医学,将在21世界成为临床医学发展的必然趋势,它能为临床医生提供新的实践模式,它是解决临床问题的一种新方法和有效途径。

1.什么是循证医学(EBM)

循证医学是系统地搜寻、评价及应用当前研究成果的医学方法,并以此作为临床决策的依据。循证医学的起源可追溯到19世纪中叶甚至更早,长期以来一直受到有识之士的关注。1979年,著名英国流行病学专家 Arehie Cochrane 在其专著《疗效与效益:医疗保健中的随机对照试验》中,讨论了医疗保健如何才能做到既有疗效,又有效益的问题,提出各临床专业应对所有的随机对照试验结果进行收集和整理,并做出评价,不断收集新的实验结果以更新评价,从而为临床实践提供可靠依据。这个建议得到了医学界的积极响应，对临床医生产生了广泛而深远的影响。加拿大 Mcmaster 大学医学院在 20 世纪 80 年代就提出"EBM"的概念，目的是要贯彻自我学习和终生学习的观念。近 10 年来，EBM 的理论体系已逐渐形成，并在临床医学领域迅速发展，成为了当前国际上临床医学研究中的热点之一。

目前，循证医学多采用澳大利亚著名临床流行病学专家 David Sackett 教授的定义，即"慎重、准确和明智地应用当前所能获得的最好的研究依据，同时结合医生的个人专业技能和多年临床经验，考虑病人的价值和愿望，将三者完美地结合制定出病人的治疗设施。"其核心思想是，医疗决策应尽量以客观研究为依据。医生开具处方、制订治疗方案或医疗指南以及政府机构做出医疗卫生决策等，都应根据现有的、最好的研究结果来进行。医生以患者为研究对象追踪证据，严格评价证据、综合证据，将证据用于临床实践，可见证据是循证医学的基石。对于临床医生来说，EBM 就是在个人临床经验的基础上，从日新月异的医学科学发展中获得的最新的、论据强度最高的证据，用以不断提高临床诊疗水平，其实质是一个新式高效的终身学习的临床医学模式。

2.EBM基本概念理解

简言之，EBM 就是对任何临床疾病的诊治决策，其必须建立在当前最好的研究证据、临床专业知识及患者的价值三者相结合的基础上。

（1）所谓最好的研究证据，就是指迄今已有的，包括最新的、最接近事实的证据，是指来自当前所有与临床相关的研究（包括医学基础研究），特别是以患者为中心的临床研究所得到的证据，如精确的诊断试验（包括临床检查）、预后指标的强度、治疗和康复及预防措施的有效性和安全性等。这些不断更新的证据，不仅可以否定以前已被接受的诊断性试验和治疗方案，也能被更强、更精确、更有效和更安全的证据所取代。

（2）所谓临床专业知识，是指临床医生用其临床技能和经验去迅速辨别每一位患者的健康状况，预测其潜在的危险或有利之处，以及患者个人价值和期望目标。

（3）所谓患者的价值，是指当患者被作为服务对象时，所特有的爱好、关切的事情和期望，这些都必须在临床决策中得到充分的考虑。

3.临床医生为什么要了解循证医学

（1）繁忙的临床工作与知识的快速更新形成了难解的"怪圈"，涵盖了医学在内的生命科学将是继力学、物理学、化学等学科之后，成为世界自然科学领域的带头科学。随着生命科学的迅速发展，社会对医学需求的日益增长，使医学科学得以迅速发展。但尽管如此，正如 David Sackett 指出的那样："多数医生从离开培训教育体系的那天起，其知识就开始停滞不前，技能也就开始过时。"传统的医学实践以个人经验为主，临床医生根据自己的实践经验、上级医师的指导、教科书或少数医学期刊上的零散研究报告为依据来处理患者，这种仅仅依靠个人的观察所获得的知识难免不会存在偏差。在医学快速发展的今天，若临床医生不把在医学院接受训练时所获得的知识及有限的临床经验不断完善更新，其知识就必定会老化。据统计，全世界每年约有 200 万篇医学论文发表在 2.2 万多种生物医学类杂志上，而期刊和文献的数量每年又以 70% 的速度递增。这些浩瀚的信息都有各自的生命周期，通常医学教科书和专著半衰期为 7 年，医学期刊文献半衰期为 5 年，临床医生平均每天需要阅读 19 篇专业文献才能跟上医学发展的速度。有调查表明，临床医生每天应疾病诊断或治疗问题需要查阅大量的相关信息，平均每半天就有 16 次。但由于没有时间，加上教科书已过时，相关杂志又杂乱无章，且一时难以查找等，因此不能及时获得可靠的和最新的相关信息。而且，在大量的文献中，有相当一部分文献的质量并不高，论证的问题并没有完全说明或根本没有说明，甚至研究方法本身就存在缺陷，误导读者。据毛宗福报道，国内权威医学期刊刊登出来的诊断性研究文献约 60% 有方法学的缺陷或不足。据美国内科医师学会杂志俱乐部统计，即使是国际著名的医学期刊平均最佳论著率也仅为 2% 左右。面对如此浩瀚如烟、良莠不齐的医学文献资料，很多临床医生都难以去选择、评价、判断研究结果是否可靠,可否采纳。

(2)传统的临床实践模式有一定的局限性,EBM 的观点及方法虽不是今天才提到的,但是医学界却一直没有予以重视,医学教育和医师培训中也未特别强调,由此导致临床医生在平时对临床证据不加重视。因此,目前在临床实践中,还不能摆脱那种以经验和推论为依据的模式。

例如,在心肌梗死并发室性心律失常的随机对照试验中,应用抗心律失常药物治疗频发性、复杂性室性早搏或非持续性室性心动过速的患者时,虽可减少或抑制心律失常,但却明显增加了患者猝死的风险。硝苯地平等短效第一代钙拮抗剂曾被广泛用于治疗高血压,甚至被推广用于治疗急性心肌梗死、不稳定性心绞痛和心力衰竭。然而,直至 20 世纪 90 年代中期人们才从病例对照研究和 Meta 分析(Meta-analysis 荟萃分析)中发现,与利尿剂和 β-受体阻滞剂相比,硝苯地平等第一代钙拮抗剂虽可有效地降低血压,但却增加了心肌梗死或死亡的风险,而且剂量越大,风险增加就越明显。

一些真正有效的疗法因不为公众所了解而长期未被临床所采用,另一些实际无效甚至有害的疗法却因从理论上推断可能有效而在长期、广泛使用。因此,临床医生应转变观念,从依靠经验和推断为依据的模式中解脱出来,学习并实践循证医学。

4.临床医生怎样去实践循证医学

(1)首先要掌握循证医学的基本方法,然后去实践 EBM。循证医学的目的是解决临床问题,包括认识和预防疾病,提高诊断的准确性及应用治疗的有效性,改善预后并提高生存质量,促进卫生管理决策科学化,故其与临床医生密切相关。EBM 的理论并不复杂,简言之就是引用设计严谨并能直接解决临床问题的文献结果,通过结合实际,然后应用于患者的治疗中,评估其疗效,达到合理应用资源,提高医疗服务质量的目的。临床医生可以通过自学 EBM 课程,掌握实践 EBM 的技巧和方法,可以按以下五个步骤来学习循证医学的精髓:①将临床医生实践中的信息需求转变为能够解答的问题(answerable),即从个案的临床资料中寻找能解答的、具体的临床问题;②通过有效地检索、搜寻、查找与临床问题相关的医学证据,包括各种文献资料或医学数据库及发表或未发表的研究成果;③对所获得证据的可信度及其临床实用性进行严格评价(critical appraisal)并得出结论;④将评价结果应用于自己的临床实践;⑤对应用的效果进行再评价。

(2)查询和应用循证医学的结果。临床医生如若还不能实践 EBM,可通过查询或应用他人进行的循证医学实践所得结果去摆脱过时的杂志和文献研究。目前有两种可靠的信息来源可供参阅及应用,一种是具有 EBM 特色的,以文摘形式两次出版并附有专家评述的文献。这种文献通常是临床医生与流行病学研究员共同对文章进行的总结和评述,其研究方法科学,结论准确,实用价值高。尽管这类文献仅占医学文献的 2%左右,却是最为可靠的临床证据之一。目前这类文献主要分散在某些权威杂志上,如美国医学学会杂志(JAMA)及英国医学杂志等,其特点是以一页大小的篇幅对医学期刊上已发表的论文进行综述。另一类信息来源于 Cochrane 系统评价数据库,该数据库可免费获取 Cochrane 系统评价摘要。此外,中国循证医学 Cochrane 中心也于 1999 年 3 月经国际 Cochrane 协作网正是批准注册,在华西医科大学成立,成为世界上第 13 个 Cochrane 中心。

评价治疗类文献时必须提出以下几个关键性问题:①结果是否正确?包括患者分组是否随机化,随访是否完全,研究人员是否采用三盲法;②结果是什么?包括治疗效果有多显著,治疗效果的准确度怎样;③结果是否对患者有利?④所有主要的临床结局是否被考虑到?包括收益是否大于花费,是否具有潜在的风险。

(3)接受循证医学的指导。如果临床医生暂不能实践循证医学,也不能查找有关临床问题的证据。可以采用 EBM 的方法,以提高临床工作质量,接受已具有循证医学知识的医生指导或通过适当的方法学习循证医学的基本知识,参加 EBM 组织机构,对自己临床工作中的评价做出反馈。在阅读医学文献时,最简单的选择和判断原则是:如果论文没有涉及随机对照试验,就不必浪费时间去阅读;对于采用相同治疗方案的文章,若涉及随机对照试验,就选随机对照试验文章去认真阅读。

5.EBM 的优点与缺点

(1)EBM 最直接的优点是将医学教育与临床实践融为一体,简单易行,且不同背景与不同水平的人员均可掌握。非医务人员也可使用 EBM,他们可以通过使用证据做出选择。此外,EBM 还能更新临床医生的基础知识,提高他们对研究方法的理解,更加严格地使用参考资料,增强他们在处理病人时的自信心。

(2)目前我国对循证医学的应用还处于初级阶段,很多地方还不够完善,以至有人保留或持反对观点。我们的临床存在着诸多问题,而 EBM 的周期非常漫长,从拟出问题、找寻资料、资料分析及临床应用,每一步骤都必须花费大量的时间,而且实施 EBM 也需要花费一定资金,如计算机网络设备,数据库的使用等,有时临床医生花费大量的时间去查阅资料也不尽人意,并不能发现真正的证据。

EBM 并非要替代临床医生的技能与经验,而是以此为基础,将医生的临床经验与当前最好的证据相结合,促进其发展和完善。展望新世纪,希望有更多的临床医生学习 EBM,参与 EBM,跟上时代的发展。

(原载于:《全科医学杂志》2003 年 4 月第二卷　第 4 期)李荣祥

肝　脏　编

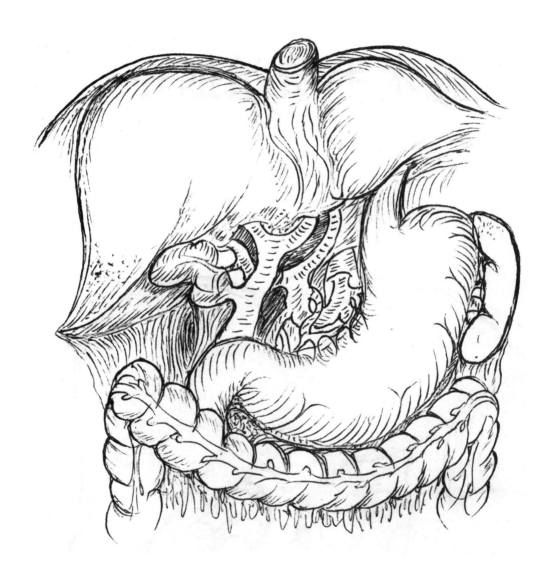

第3章 肝脏外科技术的发展

肝脏所处的位置独特,有着丰富的血循环,长期以来被视为一个重要而神秘的"大球"器官。19世纪后期,虽然腹部外科处于发展的黄金时代,肝脏这个神秘的器官仍然被作为外科的"禁忌"。实际上当时的外科对这一巨大的脏器了解不多,尽管曾有过肝部分切除治疗肝肿瘤的尝试,但多遇到了不可控制的肝出血而告失败。时至今日,虽然肝外科技术发展已达到辉煌的境地,但肝技术发展的核心问题仍然是如何去止血。

德国外科医师Langen Buch于1888年首先成功地局部切除肝脏上的肿瘤。1911年德国外科医师Wendel首次成功地施行肝右叶切除治疗肝癌,该病人成活了9年多。随后,肝外科的发展经历过两个高潮,一是20世纪50~60年代期间对肝脏内部解剖学的深入认识;二是在20世纪70年代以后现代影像技术的迅速发展,使外科临床上能够准确地诊断肝脏疾病和有效地施行外科手术。20世纪80年代,同种异体原位肝移植术完成了临床试验阶段,并进入了实际应用阶段。从肝移植术中所获得的很多有关肝外科技术的经验,又成为当前推动肝脏外科技术发展的因素。

我国的原发性肝癌多发生在肝炎后肝硬化的基础上,肝癌患者手术时发现肝硬化的占85%以上。20世纪60年代的肝切除术都采用规则性肝叶和超肝叶切除,切缘往往距肿瘤边缘4cm或以上。因此,广泛肝切除术合并肝硬化者死亡率高成为不可避免。在检讨1950~1970年间肝癌的外科治疗时,统一了以下的主要观点:

(1)合并肝硬化者的肝切除量<50%。

(2)广泛肝切除术应极慎重。

(3)手术后死亡的主要原因是肝功能衰竭。

(4)肝硬化应做较保守的肝切除。

(5)远期疗效与肝切除量不成正比。

以上的临床结论给我国的肝癌外科治疗发展奠定了良好的基础。自20世纪70年代以后,原发性肝癌的外科治疗有了根本的改变,即更多地采用非规则性的较保守的肝切除,以代替早期的规则性的肝叶切除术,加以血清学诊断(AFP试验)和影像技术的发展,较多的较早期的肝癌患者接受了手术。至20世纪80年代的报告中,手术死亡率明显降低,手术已较为安全。因而当前对有选择的肝癌患者,手术切除不但要有较低的死亡率,而且要降低手术的复发率,后者尚不能令人满意。

国外特别是欧美国家的肝癌多是结肠切除术后的肝转移,患者一般无肝硬化,肝功能良好,在外科的治疗上仍然是规则性或扩大的肝叶切除为主选,因而东方的肝脏外科经验有别于西方的肝脏外科经验。

一、肝左叶切除术的改进

肝左叶的切除即左半肝切除包括左内叶和左外叶。规则性的切除术一般先在肝门部位分离及结扎肝左叶的胆管血管支,此部分操作不难,是因为:①肝左动脉的分支水平面较低,可触及其搏动,容易在肝十二指肠的左缘分离出肝左动脉并靠近肝门结扎切断。②肝门处的左肝管及静脉左支较长,位于肝方叶下缘,肝门部门静脉左干前面和上面并无分支到肝实质,门静脉的周围有疏松的结缔组织,当肝左动脉切断后,亦较易将门静脉左干游离和切断。手术中分离左肝管时较为困难,因为左肝管的外鞘与肝包膜的纤维交织,较难分开,当然胆管分离更困难,况且左肝管的位置高,显露时有困难(图3-1)。

常规的规则性肝左叶切除术是首先从肝门部分别结扎左肝的动脉、门静脉和肝管,此时可见肝表面上出现右叶与左叶的界线,在此界线左侧线性分离切断肝组织,保留肝中静脉,最后在肝内切断肝左静脉。当肝门外解剖有困难时,可在阻断入肝血流下,首先沿肝中裂左侧分离肝实质至肝门部,再从上至下钳夹肝门左方的胆管血管蒂,最后切断左肝静脉及切除肝叶。

1985年Couinaud提出了简化控制肝左叶切除术方法,其解剖学基础是:

(1)门静脉主干的分叉位于肝门的右端,所以几乎整个肝门(第1肝门)都是由左肝胆管血管蒂占据。

(2)门静脉的左支在肝门处除了向下分出小支到尾状叶外,向上无分支。

(3)因肝门部向上无胆管血管的分支,可以将肝门板与肝实质分离不致发生出血,即可将肝门结构降低1~3cm。

(4)门静脉肝蒂(Portal Pedicle)在生理上属于终末性分支,阻断后属部肝脏便可发生完全性的缺血。

(5)肝中静脉左、右支汇合处相当于肝门门静脉分叉的平面。

根据以上解剖学特点,Couinaud的控制性肝左叶切除术起到重要的作用,但当肝门部解剖有以下变异情况时不宜采用:

(1)肝动脉来源于胃左动脉并且是唯一的肝动脉。肝左动脉来源于胃左动脉的发生率为12%~25%,此作为唯一的肝动脉发生率更低,为1/25~21/253(4%~8.3%)。

(2)右前段肝管开口于左肝管横部。

(3)右后段肝管开口于左肝管横部。

当有以上的肝门部解剖变异时,在肝蒂的纤维鞘外集束结扎时,会损伤通向右肝的管道,因此术前作特殊的检查能发现时,亦能术中选择适当的控制入肝血流的方法。

二、肝左叶切除术的技术发展

肝左叶切除即肝左三叶切除,虽然外科技术已较稳定,但在技术上存在着较复杂的问题。规则性的扩大肝左叶切除术的技术难点是在切除右前叶。右前叶与右后叶间的叶间裂为由肝门的右端斜向外侧的平面,其中有肝右静脉,并与右后段肝管有密切关系,要正确判定右前叶与右后叶间的界面较为困难。Starze的方法是从肝左静脉切断处的上方开始,以手指钝性分离至右肝静脉的前方,沿着抵抗力小的方向向下至胆囊窝,此操作时可能出血很多,需要暂时阻断肝血流。如此造成的肝右后段的创面是朝前的,上面分布着肝右后段胆管的诸多分支,如有小的胆漏时,应小心地将其缝合修复,或需要置管将其支撑。其手术后的主要并发症仍然是出血或与胆道有关的狭窄及胆漏。左肝切除时可能遇到的严重问题是,当手术进行到最后步骤时,却发现遗留的唯一的肝血流出道即肝右静脉都已受到肿瘤侵犯或意外受损而又不具备发达的肝右后下静脉,此时应修复肝右静脉。

肝左三叶切除术的术式(图3-2)。

三、右肝切除术的技术发展

肝脏切除最常见的手术是右肝切除术,由于右肝的体积大(占肝脏体积的60%~65%),解剖关系最为复杂,在肝脏外科中占重要的位置,所以亦最受重视。右肝切除是指规则性的右半肝切除,技术上较为复杂。

常规的切除步骤是预先解剖肝门,分别游离和切断通向右肝门的管道,但亦可以在阻断入肝血流的情况下,分离右肝,最后才切断肝门的结构。从肝右叶规则性切除技术的发展上看,均是沿用着预先解剖肝门的方法,此是肝脏外科的基础,符合脏器切除时的外科手术原则,同时还可提供清楚的手术野,以便于处理手术时意外的发生和发现局部结构的解剖学异常而及时采取措施。至于第2肝门的处理,一般提倡先处理肝右静脉,当肿瘤的体积不大且又远离第2肝门以及肝脏的实质较正常时,一般先处理肝右静脉且可做到,否则预先分离肝右静脉是很困难的。在肝硬化的情况下,特别是曾接受过多次化疗栓塞术的病人,肝包膜增厚、充血,肝右静脉的肝外行程缩短,肝实质脆而易出血,此时在肝外解剖肝右静脉难以办到,因而笔者最后才处理肝右静脉(较多学者也提倡此方法)。必要时阻断部分下腔静脉,在肝包膜内或外方切断肝右静脉。

肝脏手术时切口的选择可能是最重要的第一步骤,不适当的切口会使手术倍感困难,当有意外出血时难以处理。当前多数的右肝切除手术是沿腹部切口进行,最常用的是双侧肋缘下斜切口或称"屋顶"切口及"」"切口(图3-3)。总之右肝切除术的手术途径应按照每个患者的情况充分具体化,不要被"典型"的切口方式禁锢思维,也不要排除既往的手术途径,要以最小的损伤方式达到最佳的暴露。

2001年Belghm等首先报告了绕肝提拉法,利用置于肝后下腔静脉前间隙内的弹力带环绕肝而将其提起,在未游离肝的情况下,通过前方入路进行右半肝切除术,此法称"肝提拉法"(Liver hanging maneuver)。

规则性肝右叶切除术的手术步骤目前已基本定型,但在一些细节上不同术者间也有自己的特点和侧重点。规则性肝右叶切除始于1952年,Lortat-Jacob根据肝脏的血管解剖学,有计划的事先结扎肝门部结构;Quattlebaum首先实施预先处理肝门部后行肝右叶切除治疗肝癌,进行规则性肝右叶切除术。Lortat-Jacob、Quattlebaum和Pack的规则性肝叶切除奠定了肝脏外科的基础。1963年越南的Tung介绍在阻断肝血流下指捏法切肝(图3-4),此法使用不当时可变成"指压法",易使肝内静脉在其分叉处撕裂,导致肝静脉支出血不止,这种情况也可发生于用其他的线性分离法切肝,均有空气栓塞的危险。为了便于断离肝组织和血管,随后便有很多器械法使用,如喷切法(Water jet)断肝,超声碎肝吸引器("超声刀",CUSA)。CUSA是当前使用最多的常用的器械技术,超声刀击碎肝脏实质组织的同时配有盐水,自动冲洗和吸引。将超声刀头逐渐向前推进,使肝实质粉碎而包有纤维鞘的门管结构"骨骼化"(Skeletonized),使用时应将超声刀头前后移动,尽量不左右摆动,使其达到最佳效果。

肝右叶切除术时肝右静脉的处理是最困难的问题。1982年,Bismuth提出的方法是结合前述二者的特点:①首先在肝门分离出肝右叶的管道钳夹但不切断;②分离肝中叶;③在肝内从上向下分离切断右肝胆管及血管;④最后从内钳夹切断肝右静脉。笔者在分离肝中裂之前根据局部情况有时用粗丝线贯穿缝扎肝右静脉,类似肝左外叶切除肝左静脉的处理,选择适当常收到分离肝组织时出血减少的效果。总之肝脏外科医师应掌握多种手术途径及方法,以备术中灵活应用。

四、扩大肝右叶切除术的技术发展

扩大肝右叶切除术即是肝右三叶切除(肝极限切除术),切除镰状附着以右的自然右肝叶。40多年前,

13

Wangensteen报告用此术式治疗肝脏肿瘤,因其手术死亡率高,故一直较少采用。此手术只能用于肝左外叶已有一定代偿能力(代偿性肥大)的肝脏结构和功能正常的患者,可用于原发性肝脏恶性肿瘤、肝脏转移瘤及良性的肝肿瘤,儿童期的巨大右肝肿瘤可选用此术式。

我国的肝细胞癌多发生在肝炎后肝硬化的基础上,行右肝切除死亡率可高达50%,当肝切除范围需要超过肝正中裂时,一般认为是手术的禁忌证,但能施行此手术者只是极少数的不合并肝硬化及肝左外叶呈代偿增大的患者,偶有极少数的不伴有肝硬化的其他恶性或良性肿瘤亦可以采用此手术。规则性的右叶切除是从镰状韧带右侧断肝,但国内外有关学者认为,肝右叶的肿瘤有时并不需要完全切除左内叶,当切除整个肝右叶和部分左内叶时,也认为是属于右叶的切除术。

Starzl介绍的扩大肝右叶切除术是指分别处理右肝门结构,切断和缝闭肝静脉及在左肝段间裂平面切断肝组织。余下的正常左肝外叶静脉能提供充分的肝血流出道而不致发生门静脉高压。肝右三叶切除时的关键部分是:

1.遗留的肝左静脉必须保持完整通畅

当出现肝左静脉受阻等情况时,将导致急性Budd—Chiari综合征,发生大量的腹水和肝功能不全。如发现肝左静脉受阻损伤,狭窄时,应即行修复或血管移植。Starzl报告1例肿瘤累及肝左静脉和下腔静脉,切除了部分下腔静脉和肝左静脉,用一尸体的下腔静脉髂内静脉移植修复,但术后第20天死于腹腔动脉血栓形成和肝功衰竭。为了确保主要肝静支(肝左静脉)的安全,在施行第2肝门的解剖时应倍加警惕,有学者认为使用超声刀分离有确定的优越性。

2.确保左肝管的完整是此手术的关键

左肝管的横部在肝方叶的下缘,管径很细且常因肿瘤的关系而移位,有时不易辨认,左肝管的损伤和其并发症及后期胆管的狭窄严重影响手术结果。左肝管的横部位于肝包膜外,故在分离肝门左侧和切除左肝内叶肿瘤时,首先在肝门前方分开肝包膜,钝性分离至肝门板(肝包膜在肝门处的增厚部分)的深面,使肝左内叶下缘与左肝管及附着的肝实质分离,切除肝脏时术者将左手食指及中指放于左肝管与肝方叶下缘之间,以便保护左肝管不致受损。Starzl在肝门部切断,结扎通向肝右叶和左内叶的解剖结构后,即在镰状韧带的右侧分离肝组织,由下而上,切断和缝闭肝中静脉,尤其要注意约有60%的肝中静脉先汇入肝左静脉后注入下腔静脉,因此必须在直视下肝中静脉汇入肝左静脉前结扎切断以便充分地保留肝左静脉,从肝内分离和切断肝右静脉(图3-5)。

在肝脏肿瘤的肝切除术中,肝脏切除的范围常常根据肿瘤与主要肝静脉的关系而定,如需要切断肝右静脉时就要切除整个肝右叶。东方的原发性肝癌常见,且大多合并有肝硬化,因此保存有功能的肝组织是个重要问题。规则性的右叶切除术不适合于有肝硬化的肝癌患者。

五、肝尾状叶切除术的发展

肝脏尾状叶的前面是第一肝门的背面,其前上方边界是肝中静脉的背面,后边是下腔静脉。约50%有一腔静脉后突出,从左方包绕下腔静脉;尾状叶的右侧为尾状突,与DT段肝相连而无明显的边界。肝脏的尾状叶又称为Spigel叶,背段(Couinaud分类为扁肝段)形状像"逗点"(","),位于十分复杂的解剖位置,但该部的原发性肿瘤和转移性肿瘤均不少见,单纯的尾状叶切除术以往甚少尝试。

1992年以前,有关肝尾状叶切除资料,941例和386例肝肿瘤切除术中,分别只有3例和2例涉及尾状叶切除。

单独的肝尾状叶切除在技术含义上不同于追加的肝尾状叶切除术,后者在手术处理上比较容易些,因为肝静脉已经得到了处理。肝尾状叶切除尚无标准的手术步骤,可以从左侧、右侧、前方或根据需要来交替进行。Elias认为如要完全切除肝尾状叶,就必须显露肝中静脉的背面,亦就必须先做肝左叶或右叶切除。1993年,Colonna应用肝移植的手术经验为3例患者施行了肝尾状叶切除术。手术经双侧肋缘下切口及中线向上伸延,切开小网膜,将肝十二指肠韧带结构向右及下方牵引以显露下腔静脉,切开腹膜后组织分离下腔静脉的前面,将尾状叶推向右侧,逐步分离切断尾状叶至下腔静脉分支,最后将其从下腔静脉分离,然后切除(图3-6ab)。这种手术方法适于较小的尾状叶肿瘤切除。1993年,Lerut报告了1例23岁的女性病人尾状叶肿瘤合并出血。瘤体巨大(10cm×15cm),手术是在充分的游离左肝右叶之后,将右叶向内翻转,从肝后下腔静脉前面自下而上分离,切断所有的肝短静脉直至三个主要肝静脉的根部,再从右方分离切断尾状叶的静脉支,最后肝脏只有与主要肝静脉和门静脉结构相连,在第1肝门切断通向尾叶的血管支,然后在阻断肝血流下将肿瘤剜出(图3-6cd),尾状叶肿瘤床有出血,用纱布填塞压迫止血,3天后逐步拔除。Bartlett等总结了1990~1996年有关尾状叶切除术的文献报告(图3-6ef、gh)。黄志强在1993~1994年间根据尾状叶的解剖特点用相似的手术步骤,切除局限于尾状叶的肿瘤3例。尾状叶手术的要点归纳如下:

(1)双侧肋缘下切口的中间向上至剑突上方呈"人"字形。

(2)要以套带牵引肝十二指肠韧带,必要时游离十二指肠和胰头。

(3)分离固有动脉及肝左动脉并切断通向尾状叶的分支。

(4)充分游离肝左叶和第2肝门前面以显露肝左静脉的汇入处。

(5)从右侧游离肝脏,切断下腔静脉前的肝短静脉和尾状叶静脉。

(6)牵引尾状叶左侧,切断通向尾状叶的门静脉及胆管等。

(7)分离下腔静脉和肿瘤的上极,阻断部分下腔静脉,切断尾叶静脉。

(8)下腔静脉的前壁缝合修复。

(9)经静脉韧带下缘切断肝实质。

(10)右肝下及左膈下置放引流管。

六、肝脏良性肿瘤切除术的发展

肝脏除了原发性的恶性肿瘤和转移性恶性肿瘤外,尚有各种各样的良性肿瘤和类似肿瘤的炎性肉芽肿(炎性假瘤)。最为常见的肝海绵状血管瘤、肝囊肿,有的可发生坏死破裂,有的则可能发生恶变或本身是癌前病变,如肝囊腺瘤。胆管性囊肿与恶性肿瘤难以鉴别,故需要外科治疗。

常见的肝脏良性肿瘤有:①海绵状血管瘤;②肝腺瘤;③单纯性囊肿;④局灶性结节性增生;⑤胆管囊肿;⑥血管平滑肌脂肪瘤;⑦囊腺瘤;⑧神经鞘瘤;⑨婴儿型血管内皮瘤。

肝脏的良性肿瘤多发生在正常的肝脏上,不合并有肝硬化,当肿瘤的生长引起临床症状时,肿瘤多已达到较大的体积,手术切除较为安全,故对肝脏的良性肿瘤行手术切除已不存在意见上的分歧,但对肝脏的海绵状血管瘤的治疗方法仍然未取得一致的意见。

肝脏良性肿瘤切除术可不必解剖性或剜出性切除,在血供应较少和肝血流阻断的情况下,以保存更多的功能性肝组织;但对于高血供的巨大肿瘤,特别是位于腔静脉、肝静脉第1肝门的邻近时,需要预先结扎,切断通向肿瘤的血管,甚至在全肝血流阻断下施行手术,以减少术中的出血,提高手术后的安全性。当前肝脏外科中一些新技术的发展,既适应于肝脏恶性肿瘤的切除,也适于肝脏的良性肿瘤。手术切除是肝血管瘤的最有效的治疗方法,但基于肝切除手术的潜在危险性,所以对手术治疗问题有过不少的讨论。临床上一般将瘤体直径<4.0cm者称为小血管瘤,直径5~10cm者称为大血管瘤,当直径>10cm时,称为巨大血管瘤。在当前肝脏外科的发展已趋于成熟的情况下,对于有症状的大的海绵状血管瘤宜采用手术切除,有明显增大虽无症状仍要考虑采用手术治疗。

现以肝海绵状血管瘤为例说明肝脏良性肿瘤手术治疗的适应证和禁忌证:

【适应证】

(1)年龄<60岁,且有明显的临床症状。

(2)大的肿瘤或6cm以上的巨大血管瘤。

(3)全身情况及器官功能良好,无慢性肝病及肝硬化。

(4)当诊断不明不能排除恶性肿瘤的可能。

(5)肿瘤在肝脏的解剖部位有可能完全切除。

(6)肿瘤有内出血或胆道内出血的患者。

【禁忌证】

(1)无症状的小的及多发性或弥漫性的肝血管瘤。

(2)60岁以上的老年患者且肝血管瘤无严重并发症。

(3)有肝炎及肝硬化的肝血管瘤患者。

(4)肿瘤的解剖部位致使手术有极大的困难要冒极大的风险者。

(5)病人的情况不能承受重大手术。

(6)缺乏技术条件和必需的设备。

肝海绵状血管瘤切除一般是比较容易的手术,但亦可能是极为复杂困难的手术,所以术前要做好充分的评估。巨大的海绵状血管瘤可以将肝内的主要血管推移或包裹,血管瘤与肝静脉的关系更为密切,在手术中发生的出血多来自肝静脉,手术前评估应包括:再次确定临床诊断;解剖学的定位,特别是与下腔静脉、主要的肝静脉、门静脉等主要结构的关系;选择最佳手术途径和切口;了解肿瘤的血供来源;准备好可能应用的器械。

巨大的血管瘤,特别是第2肝门处的肝上段血管瘤切除术时,应游离肝上下腔静脉的膈下部分和肾静脉开口以上的肝下下腔静脉并置阻断带备用,有学者主张在全肝血流阻断后施术以减少出血,增加手术安全性。位于第1肝门的肝血管瘤手术时,最重要的是避免损伤胆管。因中央部的肿瘤可将肝门部胆管推移,例如肝方叶的血管瘤可使左肝管横部向前移位,并使其与门静脉左干分离而处于很易受损的位置。肝门部的胆管和血管结构处于肝包膜之外,而肝血管瘤是在肝实质内,故二者之间有一层肝包膜相隔。肝门部的肝包膜增厚称为肝门板,因此对中央部的血管瘤切除时,如能保存肝门板的完整性,便可保护肝门处结构免受损伤,但在一些复杂又特殊的情况下,亦可切开胆总管向左肝管内放置一导管,以提高肝胆管的所在位置,避免在分离解剖过程中损伤肝胆管。

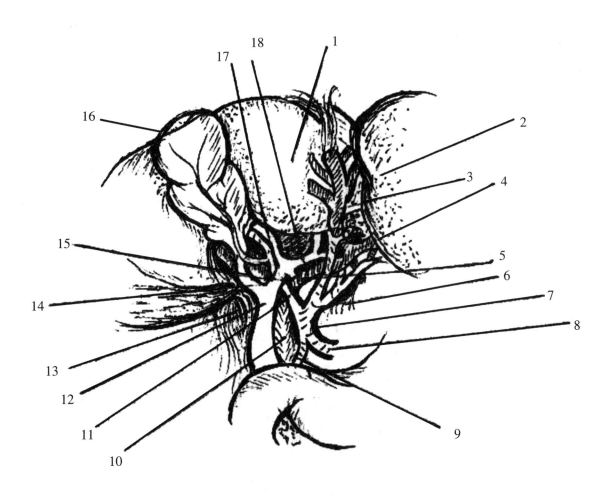

图 3-1　肝门部管道

1.肝左内叶　2.肝左外叶　3.左门静脉内叶支　4.左门静脉外叶支　5.门静脉左干支　6.肝左动脉

7.肝固有动脉　8.肝总动脉　9.胃十二指肠上动脉　10.门静脉主干　11.肝右动脉　12.胆总管

13.温氏孔　14.胆囊管　15.肝总管　16.胆囊　17.右肝管　18.左肝管

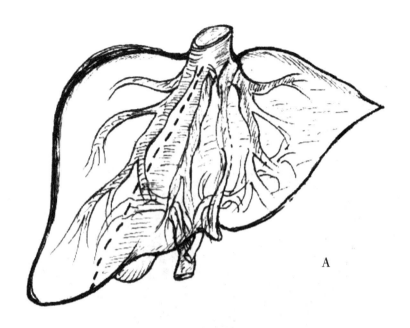

A

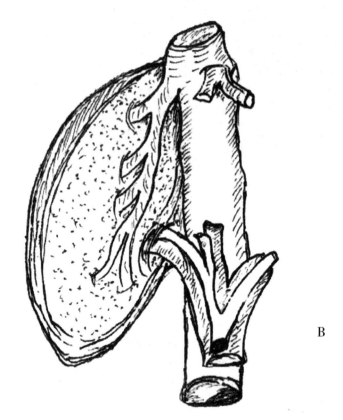

B

图 3-2

A.虚线示规则性扩大肝左叶切除的范围

B.遗留肝右后叶断面上的肝右静脉

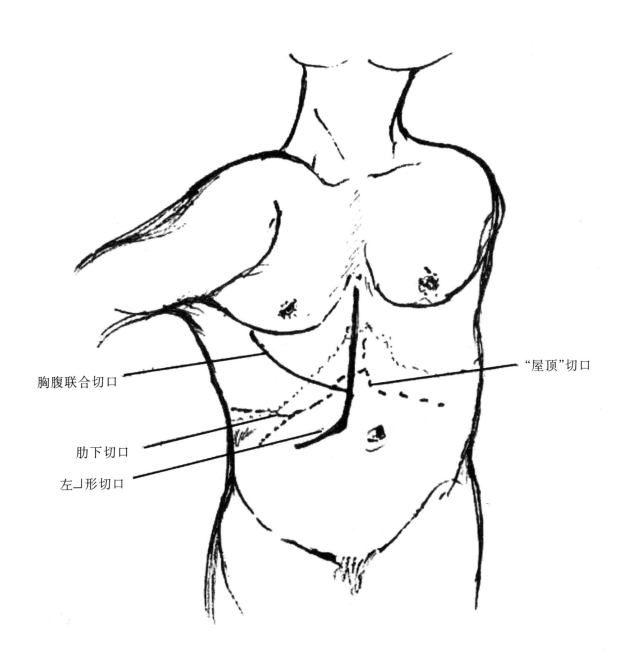

胸腹联合切口

"屋顶"切口

肋下切口

左⌐形切口

图 3-3　常用肝脏手术切口

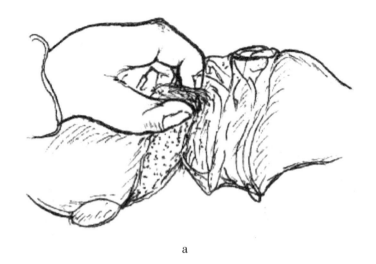

a

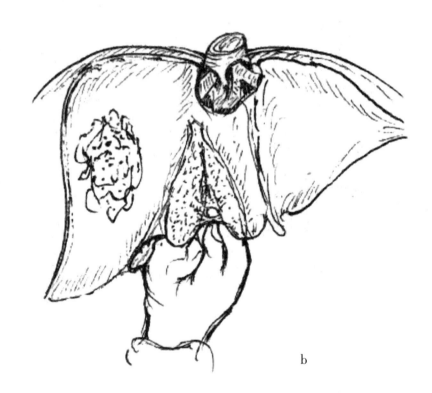

b

图 3-4　指捏法碎肝术

a.正中裂上肝Ⅷ段拇指与食指捏碎肝组织

b.左内叶与右前叶处创面分离指捏法

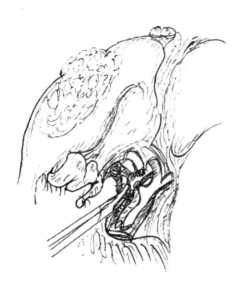

a.显露第 1 肝门,结扎右肝管、左内
　叶胆管、右肝动脉及门静脉右干

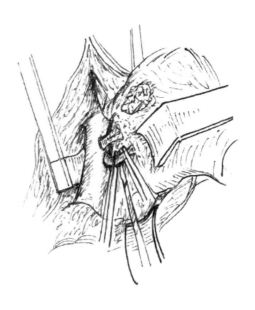

b.显露第 2 肝门,结扎肝中静脉

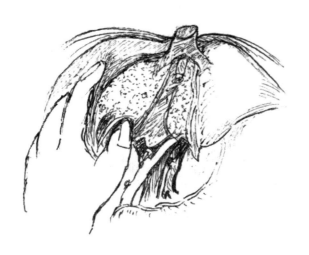

c.分离肝左裂。沿镰状韧带右缘分开肝
　实质,切断结扎肝中静脉

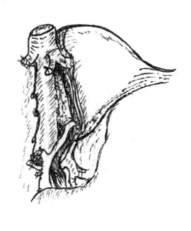

d.扩大肝右叶切除术后遗留
　的肝左外叶

图 3-5　扩大肝右叶切除术

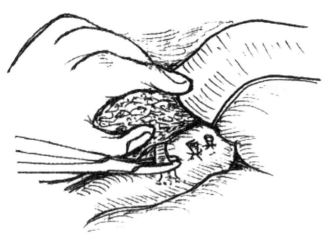
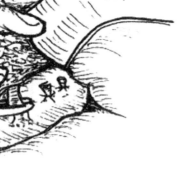

a.游离尾状叶至下腔静脉的静脉支　　　　　　　　　　b.从下腔静脉分离、切除

图 3-6ab　单独的肝尾状叶切除

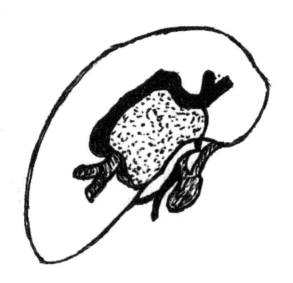
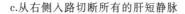
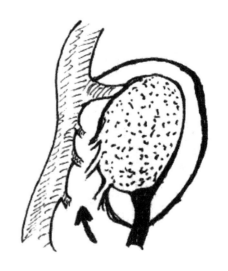

c.从右侧入路切断所有的肝短静脉　　　　　d.肝脏只余主要的肝静脉和第 1 肝门仍保持与
　　　　　　　　　　　　　　　　　　　　　　　身体的联系,在血流阻断下从后方剜出肿瘤

图 3-6cd　后径路尾状叶剜出

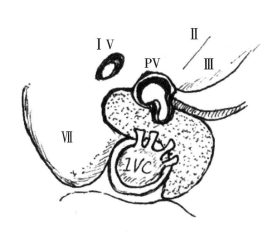

e.横切面,前方为门静支,向尾
　叶分支,静脉韧带

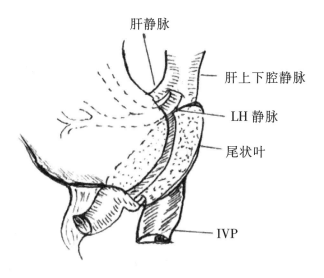

f.将肝左叶向右翻转,显示尾
　叶与下腔静脉和肝左静脉

图 3-6ef 尾状叶的解剖关系(1)

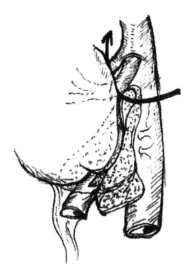

g.肝尾状叶尖与肝左静脉和肝中
　静脉之间有一空隙(↑方向),
　可供分离和阻断肝静脉

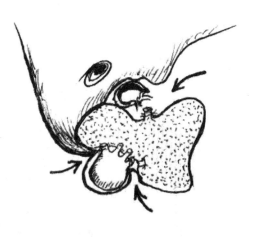

h.箭头所指为切断腔静脉和门静
　脉与尾状叶血管的联系途径

图 3-6gh 尾状叶的解剖关系(2)

第*4*章　肝脏外科解剖

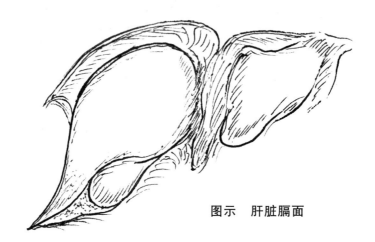

图示　肝脏膈面

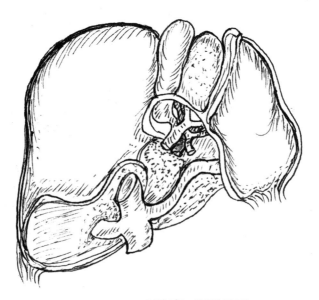

图示　肝脏脏面

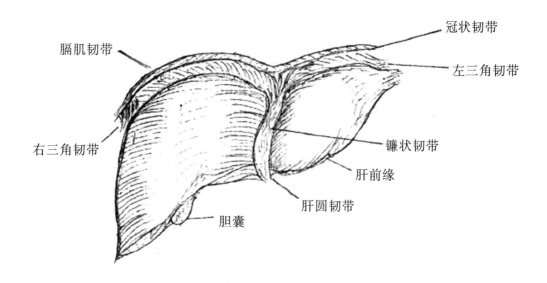

图 4-1　肝脏膈面观

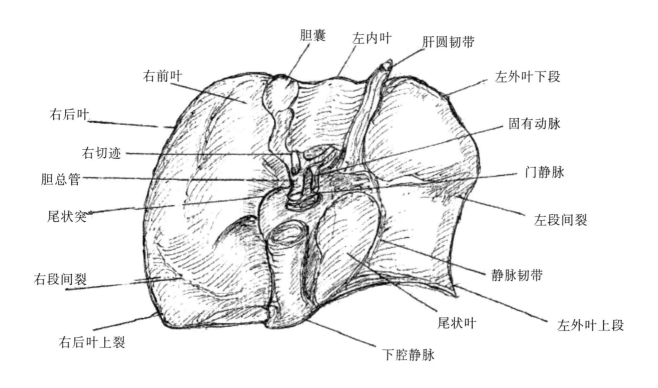

图 4-2　肝脏脏面结构

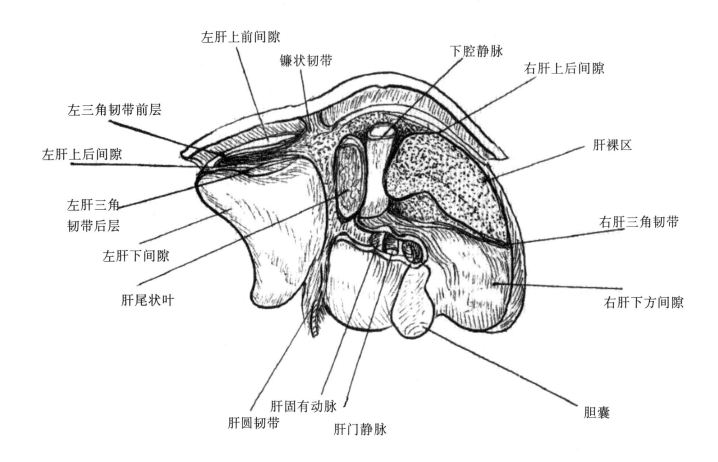

左肝上前间隙　镰状韧带　　　　　下腔静脉　　右肝上后间隙

左三角韧带前层

左肝上后间隙　　　　　　　　　　　　　　　　　　肝裸区

左肝三角
韧带后层　　　　　　　　　　　　　　　　　　　右肝三角韧带

左肝下间隙

肝尾状叶　　　　　　　　　　　　　　　　　　　右肝下方间隙

肝固有动脉　　　　　　　　　　胆囊
肝圆韧带　　　肝门静脉

图 4-3　肝的韧带(后面观)

注:冠状韧带上、下两层之间相距较远,使肝后面位于冠状韧带两
层之间的肝表面无腹膜覆盖而形成肝裸区(上图)

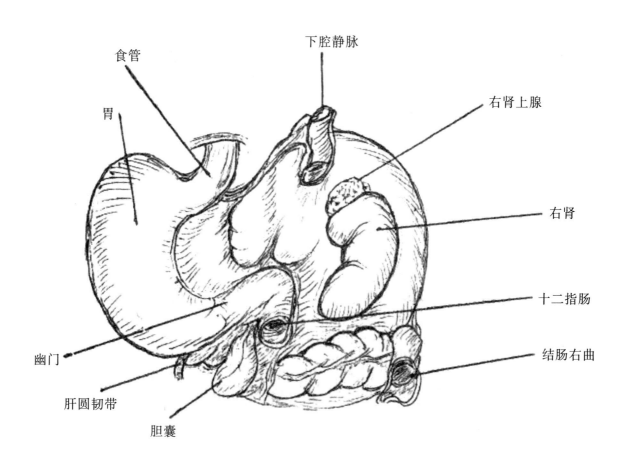

食管

胃

下腔静脉

右肾上腺

右肾

十二指肠

结肠右曲

幽门

肝圆韧带

胆囊

图 4-4　肝脏脏面的毗邻

注:肝的脏面毗邻比较复杂,除胆囊窝容纳胆囊,下腔静脉肝后段
行经腔静脉沟以外,还与右肾上腺、右肾、十二指肠上部、幽门、胃
前面小弯侧及结肠右曲紧邻。

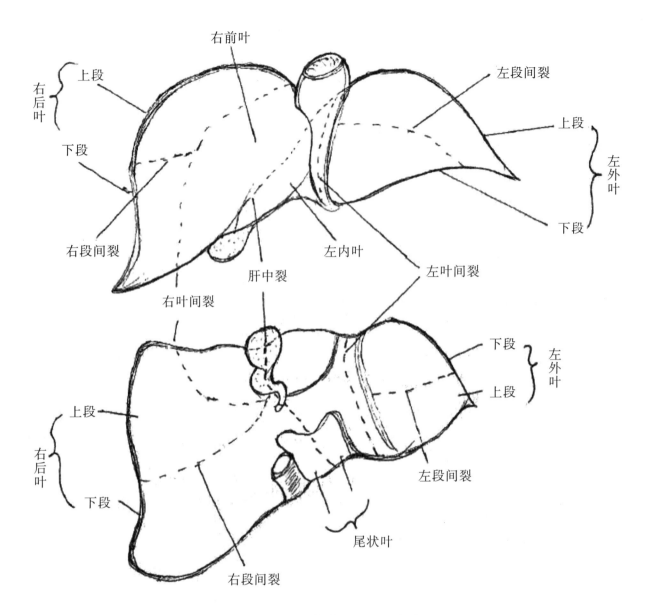

图 4-5　上为膈面　下为脏面

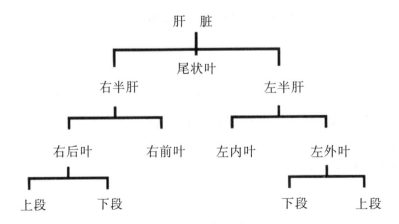

图 4-6　肝脏五叶四段分法

按肝脏的功能性分段,尾状叶作为独立的一段不应再划分左右段。故肝脏为五叶四段。

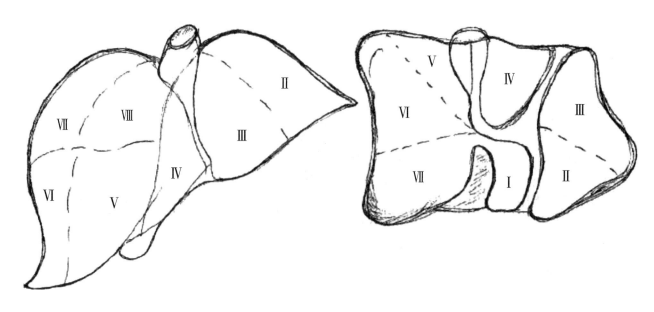

图 4-7　肝脏 Couinaud 分段法:该分段法临床上肝脏外科医生行不规则的肝叶切除术时常用

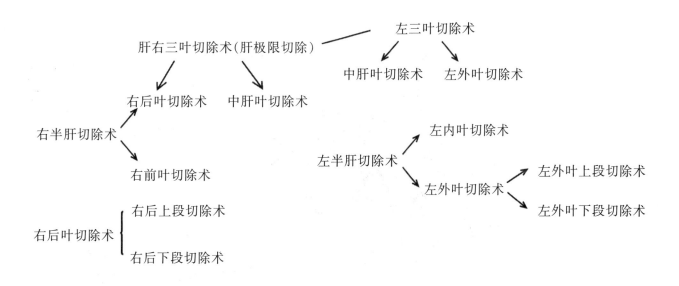

图 4-8　肝脏的分叶分段与肝切除术的名称关系

注:不规则肝叶切除名称在临床上可称:
①肝段切除术(××段)
②亚肝段切除术(××段)
③扩大肝段切除术(××段)

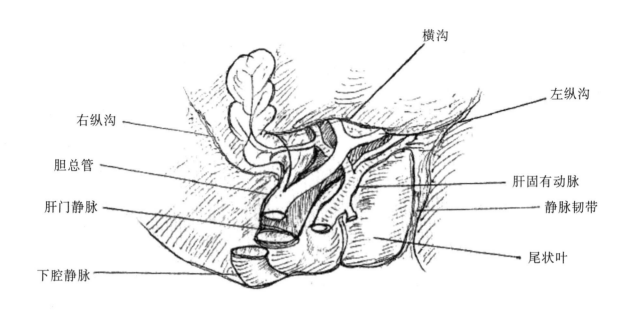

图 4-9　第 1 肝门及出入的结构管道的关系

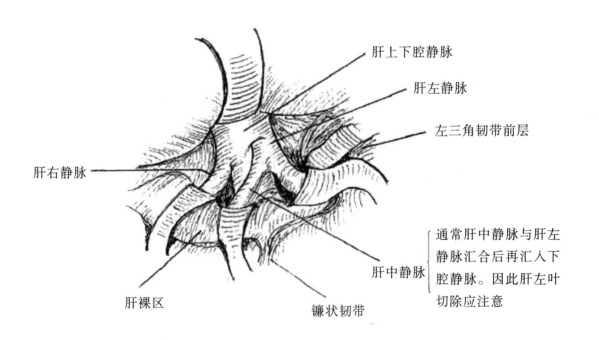

图 4-10　第 2 肝门及其结构(肝上下腔静脉与肝静脉的关系)

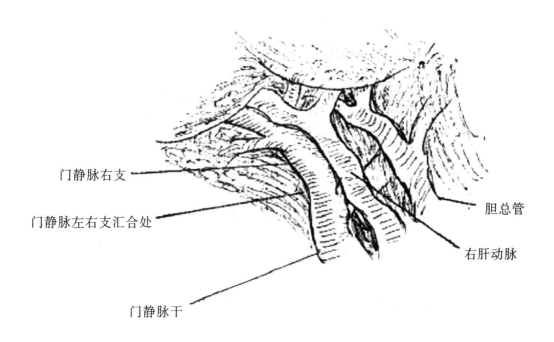

门静脉右支

门静脉左右支汇合处

胆总管

右肝动脉

门静脉干

图 4-11　右半肝的肝门解剖

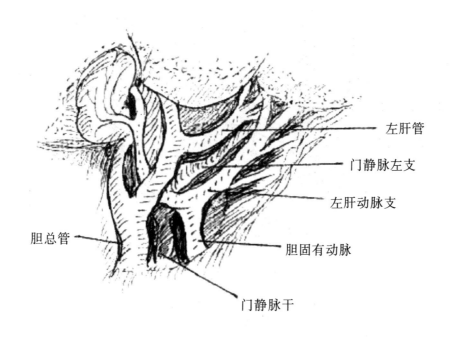

左肝管

门静脉左支

左肝动脉支

胆总管

胆固有动脉

门静脉干

图 4-12　左半肝的肝门解剖

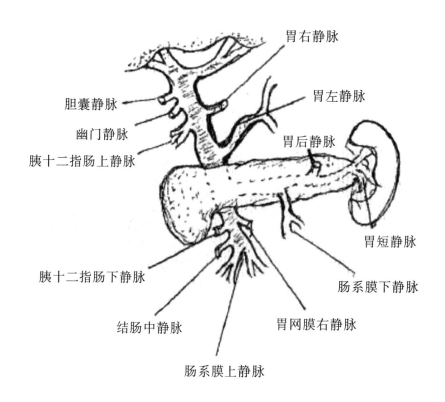

图 4-13　门静脉系统属支

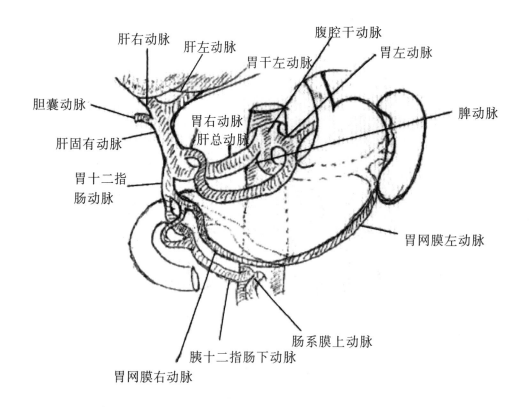

图 4-14　肝动脉分支

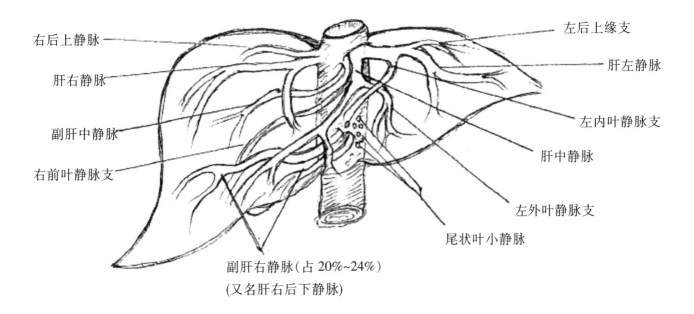

右后上静脉
肝右静脉
副肝中静脉
右前叶静脉支

左后上缘支
肝左静脉
左内叶静脉支
肝中静脉
左外叶静脉支
尾状叶小静脉

副肝右静脉(占 20%~24%)
(又名肝右后下静脉)

图 4-15　第 3 肝门

在行肝脏第Ⅶ、Ⅷ段联合切除时,必须证实有副肝右静脉存在,否则 Ⅴ、Ⅵ段的肝血回流障碍。见图 4-16。

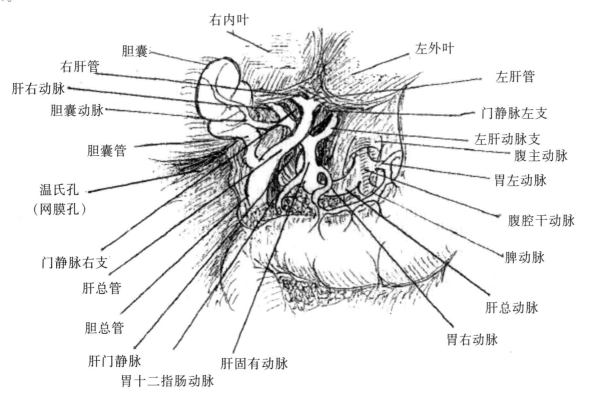

右内叶
胆囊
右肝管
肝右动脉
胆囊动脉
胆囊管
温氏孔
(网膜孔)
门静脉右支
肝总管
胆总管
肝门静脉
胃十二指肠动脉
肝固有动脉

左外叶
左肝管
门静脉左支
左肝动脉支
腹主动脉
胃左动脉
腹腔干动脉
脾动脉
肝总动脉
胃右动脉

图 4-16　肝蒂的组成

注:肝蒂是指出入肝门的肝胆管、肝固有动脉、肝门静脉、淋巴管和神经等的总称。

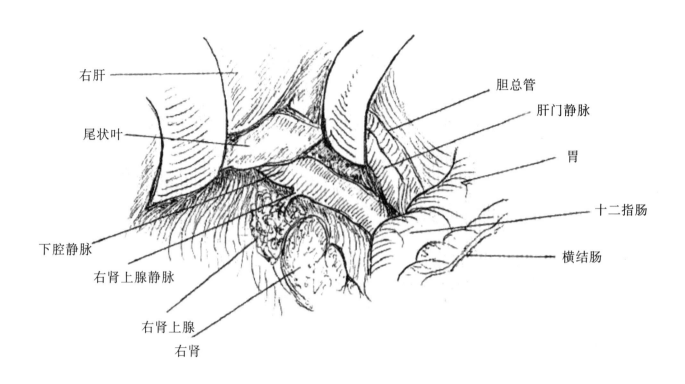

右肝

尾状叶

下腔静脉

右肾上腺静脉

右肾上腺

右肾

胆总管

肝门静脉

胃

十二指肠

横结肠

图 4-17　第 1 肝门右后方的解剖关系

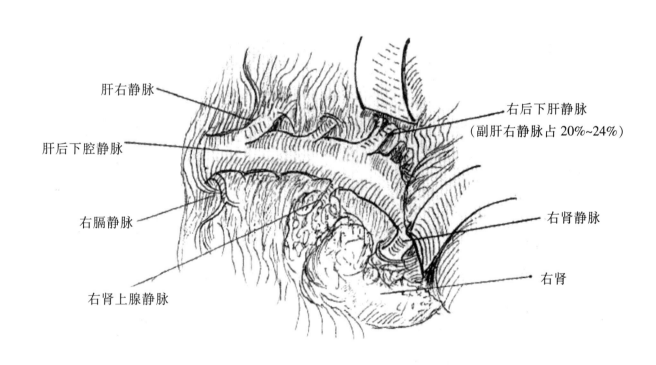

肝右静脉

肝后下腔静脉

右膈静脉

右肾上腺静脉

右后下肝静脉
（副肝右静脉占 20%~24%）

右肾静脉

右肾

图 4-18　第 3 肝门的肝右叶背面的解剖关系

注：当肿瘤侵犯到下腔静脉时，需要切除和修复肝后下腔静脉，在常规条件下难以完成。

第5章 手术前肝脏代偿功能的评估

肝脏具有丰富的血液供给和旺盛的细胞再生能力。没有肝硬化的正常肝脏,切除肝脏体积的75%~80%,余留的肝组织可以迅速增生代偿,以维持正常的生理功能。肝硬化肝切除术的手术死亡率比无肝硬化者明显升高,但原发性肝癌的肝切除是我国当前肝脏外科的主要内容。我国的肝癌患者在85%以上合并程度不同的肝硬化,且多属于肝炎后的肝硬化,肝实质受到了弥漫性损害。在肝硬化的情况下施行肝切除手术时,余肝的代偿储备便往往成为决定手术成败的重要因素。

一、肝脏的功能分级

根据肝功能检测和临床上发现情况进行综合判断,最常用的是Child肝功能分级法,将肝功能代偿状态分为A、B、C三级;中华医学会根据我国的情况将肝脏功能分为Ⅰ、Ⅱ、Ⅲ三级(表5-1)。Child分级比较简单易行,不需做特殊检查,常为临床采用。不足点是划分较笼统,作为肝切除术前评估常感不足。临床上,Child分级主要用于无肝硬化的肝脏手术及非肝脏手术的肝硬化门脉高压等病人。肝脏外科术前肝功能评估一般包括常规的肝功能检测,临床指标,肝脏的廓清试验,肝体积和切除范围的测量等(肝功能检查分级标准见表5-1)。

表 5-1 肝功能检查分级标准

检查项目	Child 分级标准			中华医学会分级标准		
	A	B	C	Ⅰ	Ⅱ	Ⅲ
胆红素(μmol/L)	<34.2	34.2~51.3	>51.3	<20.5	20.5~34.2	>34.2
白蛋白(g/L)	>35	30~35	<30	≥35	26~34	≤25
腹水	无	易消退	高度	无	少量易控制	大量难控制
肝性脑病	无	易消退	高度	无	无	有
营养状态	优	较好	差	优	良	差
凝血酶原时间(延长,单位:秒)				1~3	4~6	>6
ALT(金氏单位)				<100	100~200	>200
ALT(赖氏单位)				<40	40~80	>80

二、肝脏的廓清试验

临床上常用的是吲哚氰绿(ICG)排泄试验,测定其注药后15分钟时,在血浆内的滞留率(ICGR15),是当前最常用的对肝脏储备功能的评估方法。通常是一次静脉内注射ICG量为0.5mg/kg,于15分钟时抽血测定其血浆中滞留量,正常时低于10%,而肝硬化的患者则>10%。ICGR15反映肝脏的储备功能,亦能反映肝细胞线粒体的能量代谢,但ICGR15与安全的肝切除量间的关系,因影响因素较多,尚难作为准确切量的指标。不常用的有氨基酸清除率和一些其他的试验,如动脉血酮体比值(KBR)口服法葡萄糖耐量试验等,有时亦用于对肝脏储备功能的评估。

三、肝脏体积的测定

肝切除术后的肝功能代偿情况与肝脏切除量有关,准确地讲应该是与余留的功能性肝组织的量有关。肝脏的体积和肝肿瘤所占的比率可以根据术前做肝脏的CT图像来测量,即将CT的每一断层作为一定的厚度(例如1.0cm)的组织,便可计算肝脏的体积,将肝脏体积乘以肝实质的密度(密度为1.058+0.011g/ml),便可得肝实质量,其偏差范围约为±0.5%。根据肝脏的体积测量,在临床上手术前可以预测到肝实质的切除率(PHRR)。PHRR=[(将要切除的肝容量)/(全肝容量) −(肝癌容量)]×100%。

虽然临床上有多种方法能检测肝脏的储备功能,但肝脏切除的手术效果却并非是由单一因素作用的结果,而是根据多因素来综合评定的。通常评估为Child A的患者,有可能耐受达50%的肝切除量;Child B可耐受<25%的肝切除量;Child C级患者,可耐受较小的肝切除。从ICGR15的结果来看,10%患者可耐受30%的肝脏切除;11%~20%者只能切除15%肝脏;>20%者只能承受1肝断切除。

在术前评估肝脏的储备功能时,手术切除肿瘤的癌块大小并非重要,因肝肿瘤并不具有肝脏的生理功能,而最重要的是残留下的肝组织的功能状态。患肝炎后的肝硬化患者,肝实质损害和肝脏各部位纤维化的程度是不均匀的,并常在增生活跃的肝组织上发生癌变,如遗留的残肝组织体积虽然不小,但有广泛的损伤和纤维化时,则难于维持手术后肝脏的生理功能,此种情况多发生在肝左叶。笔者曾治疗一55岁的男性医务人员,肝炎、肝硬化后出现晚期巨大肝癌于肝右叶,Child肝功能B级,肉眼观结节性左肝外叶代偿肥大。腹腔少量腹水,行规则性右半肝切除,术后第2天起腹腔引流出腹水600~1 200ml/d,经积极综合保肝等治疗,1周后腹水消除,拔除腹腔引流管,后经综合治疗存活2年。本病例证实,遗留的肝组织虽然不少,但余留的增生纤维化的肝组织难于维持手术后的肝脏生理功能,特别是肝左叶,因此应结合临床及检测的结果综合评估。手术中和手术后的一些因素都会影响遗留肝的早期功能代偿状态,如术中失血、缺氧、肝血流的阻断、缺血再灌注损伤、腹腔内污染和感染、营养状况等。故在围手术期应积极创造适于肝功能恢复的条件,良好的外科技术是其中必不可少的。

第*6*章　肝切除术

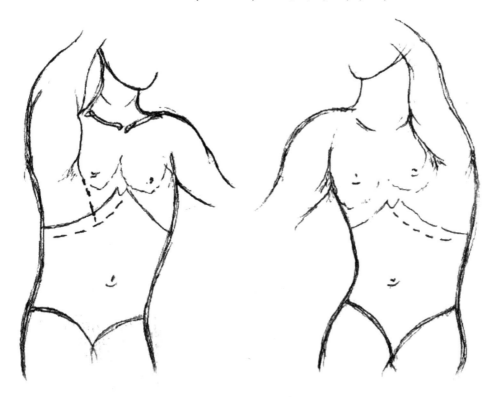

A.右肋下切口,胸腹联合切口　　　　　　　　B.左肋缘下切口

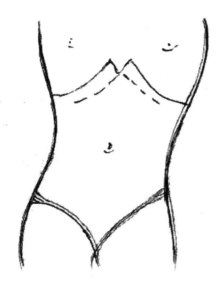

C.上腹"人"字形切口

图 6-1　根据各种类型的肝脏手术选择
　　　　切口便于显露如 A、B、C

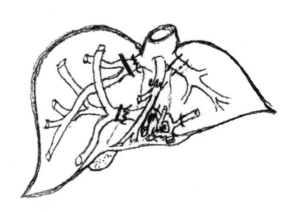

图 6-2　各种肝叶切除术的血管结扎处

⋮—左外叶切除术　　|—左半肝切除术

|—右半肝切除术　　⟩—右三叶切除术

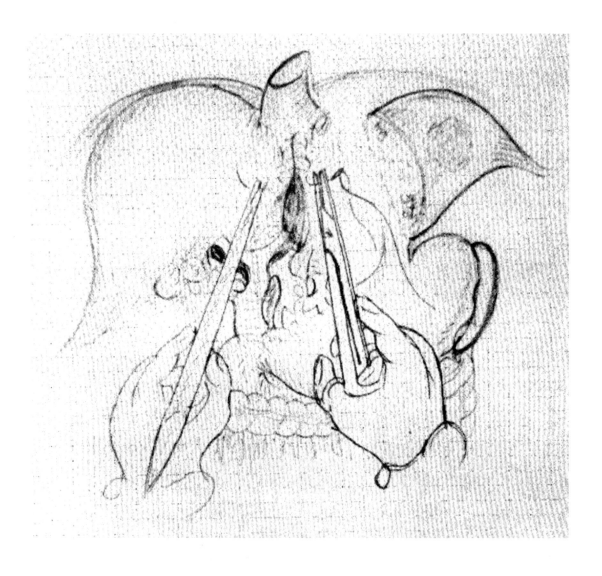

图 6-3　扩大肝左外叶切除术

一、肝左叶切除术

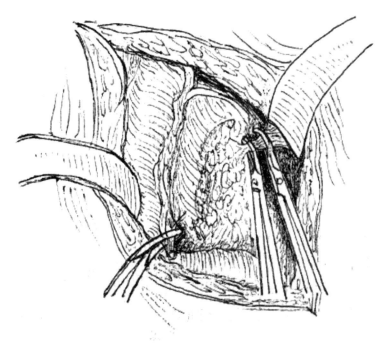

A.钳夹住肝圆韧带的出端,轻轻向下牵拉,以显露冠状韧带,在靠近腹前壁剪开镰状韧带,分离至肝顶部,将左外叶向下推。靠近肝面剪开冠状韧带,结扎切断左三角韧带,此时的左肝外叶完全游离

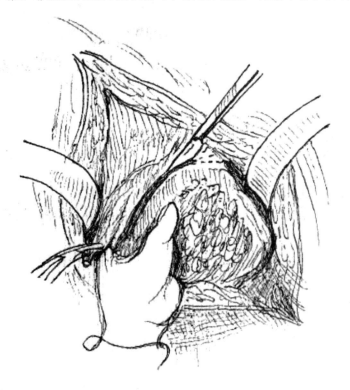

B.距镰状韧带左侧 0.5~1cm 处切开肝包膜,钝性分离肝实质,所遇管道逐一结扎切断

图 6-4　肝左叶占位病变行肝左外叶规则性切除术

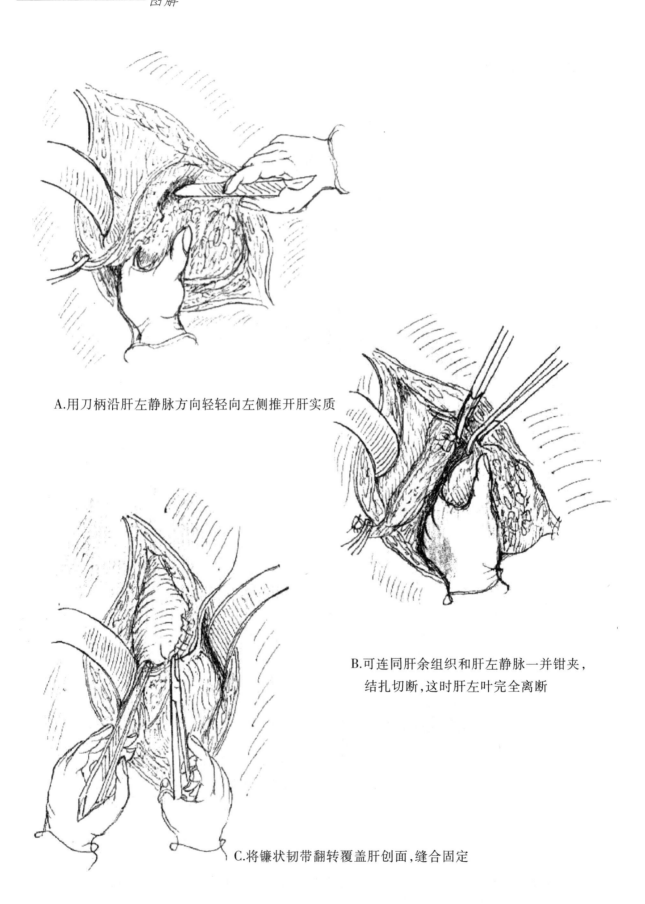

A.用刀柄沿肝左静脉方向轻轻向左侧推开肝实质

B.可连同肝余组织和肝左静脉一并钳夹,结扎切断,这时肝左叶完全离断

C.将镰状韧带翻转覆盖肝创面,缝合固定

图 6-5　规则性肝左外叶切除术

二、左半肝切除术

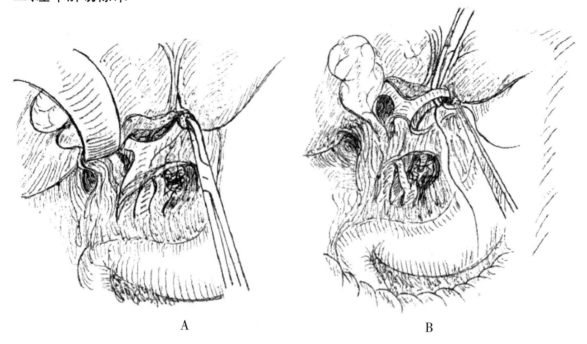

A   B

A、B.将左半肝向上翻起,切开肝十二指肠韧带,分
　　离出肝左动脉,结扎切断,在肝门沟左侧剪开
　　Glisson鞘,分离出左肝管和左门静脉予以结扎。

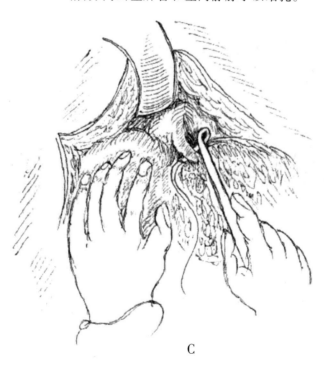

C

C.将肝脏推向下方,用刀柄钝性分开肝左静脉,以弯血管钳或动脉瘤针穿过
　基底部肝实质,结扎肝左静脉,暂不切断,此处注意勿将肝中静脉结扎。

图6-6　左半肝占位病变切除术

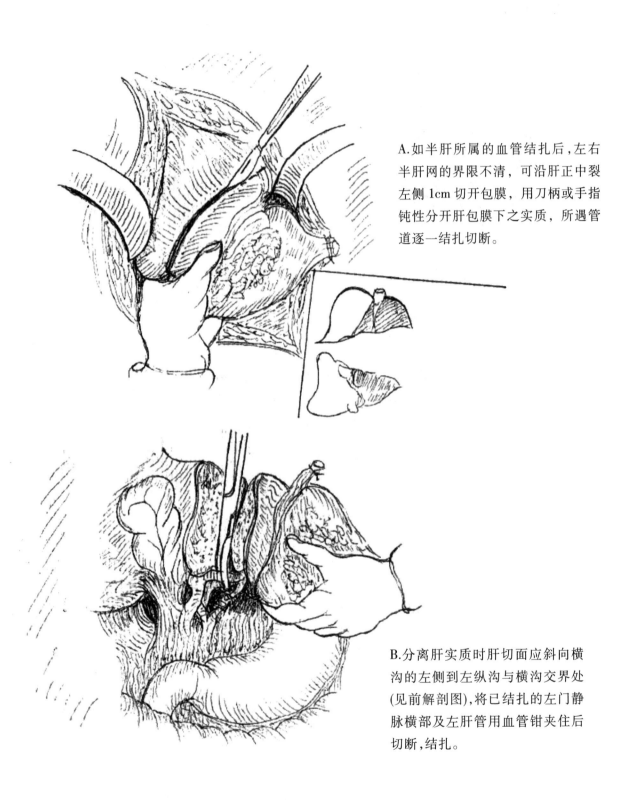

A.如半肝所属的血管结扎后,左右半肝网的界限不清,可沿肝正中裂左侧 1cm 切开包膜,用刀柄或手指钝性分开肝包膜下之实质,所遇管道逐一结扎切断。

B.分离肝实质时肝切面应斜向横沟的左侧到左纵沟与横沟交界处(见前解剖图),将已结扎的左门静脉横部及左肝管用血管钳夹住后切断,结扎。

图 6-7　按预定切除标记切开肝膈面及脏面

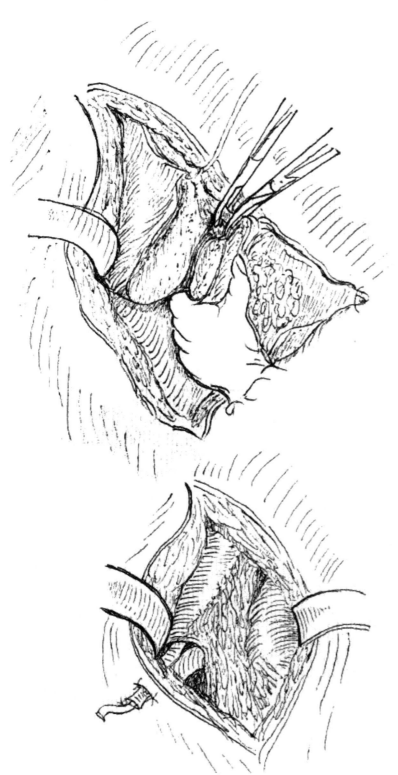

A.将已结扎的肝左静脉连同少
　许的肝组织钳夹切断结扎,此
　时左半肝已完全离断。

B.左膈下置放一根双管,即
　套管负压引流另以切口引
　出。大网膜覆盖肝切面缝
　合固定。

图 6-8　离断左半肝,大网膜覆盖,缝合固定

三、肝左三叶切除术

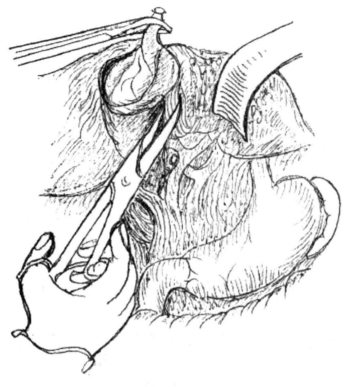

A.切断肝周韧带,以充分游离肝脏。切除胆囊(或留于肝脏上)以显露出肝门的右切迹。

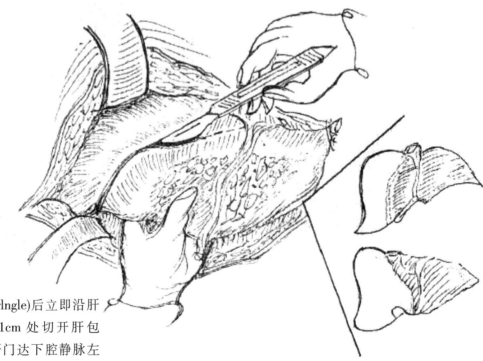

B.控制肝血流(prlngle)后立即沿肝右叶间裂左侧 1cm 处切开肝包膜,绕过第 2 肝门达下腔静脉左侧,钝性分离肝组织,结扎肝右静脉的左侧属支,注意不可损伤肝右静脉。

图 6-9　规则性肝左三叶切除

A.将肝脏向上翻起,自右肝下缘肝门右切迹切开肝组织,在右门静脉干、右肝管和肝右动脉上方的肝实质内将右前叶的门静脉支、动脉及胆管支结扎切断。

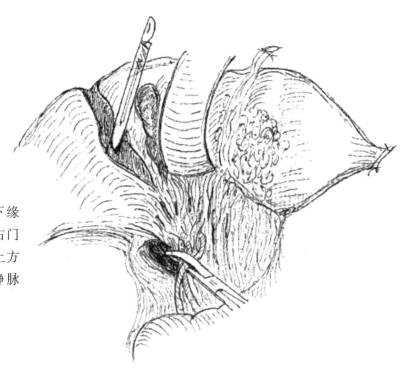

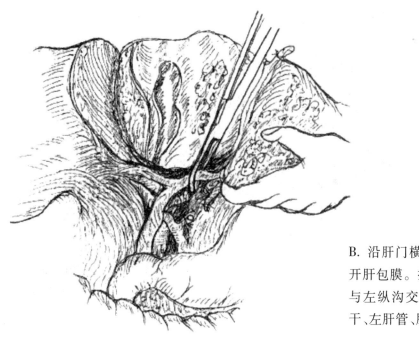

B. 沿肝门横沟上缘到左纵沟切开肝包膜。推开肝实质,在横沟与左纵沟交界处,将左门静脉干、左肝管、肝左动脉结扎切断。

图 6-10　控制入肝血流、沿肝门横沟上缘到左纵沟切开肝包膜

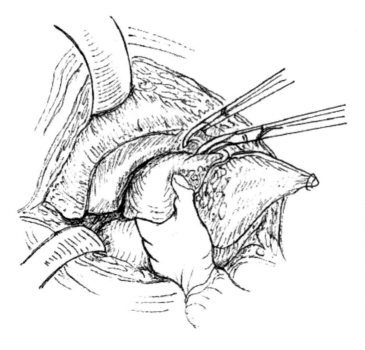

A.将左三叶轻轻提起,沿下腔静脉前壁钝性分离肝组织,所遇管道均予结扎切断,注意勿损伤下腔静脉。直达第2肝门时,用大弯血管钳分别钳夹肝中、肝左静脉及肝组织,结扎切断。

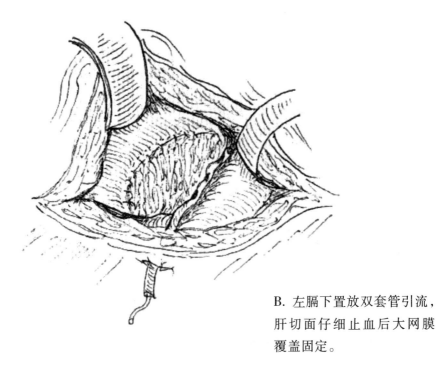

B. 左膈下置放双套管引流,肝切面仔细止血后大网膜覆盖固定。

图 6-11 离断肝左三叶,残端肝脏大网膜覆盖固定

四、肝右后叶切除术

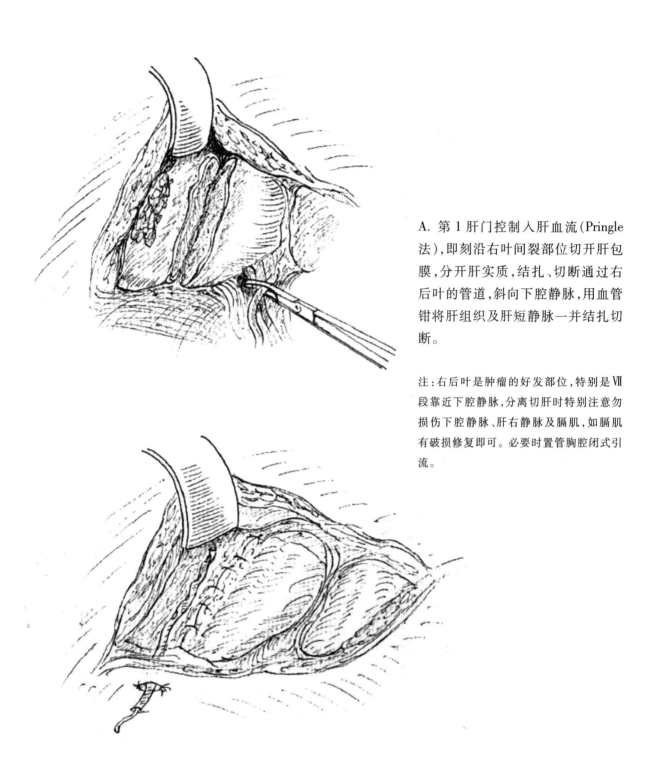

A. 第 1 肝门控制入肝血流（Pringle 法），即刻沿右叶间裂部位切开肝包膜，分开肝实质，结扎、切断通过右后叶的管道，斜向下腔静脉，用血管钳将肝组织及肝短静脉一并结扎切断。

注：右后叶是肿瘤的好发部位，特别是Ⅶ段靠近下腔静脉，分离切肝时特别注意勿损伤下腔静脉、肝右静脉及膈肌，如膈肌有破损修复即可。必要时置管胸腔闭式引流。

B.肝切面可用网膜覆盖,置放引流管

图 6-12　肝右后叶切除示意图

五、右半肝切除术

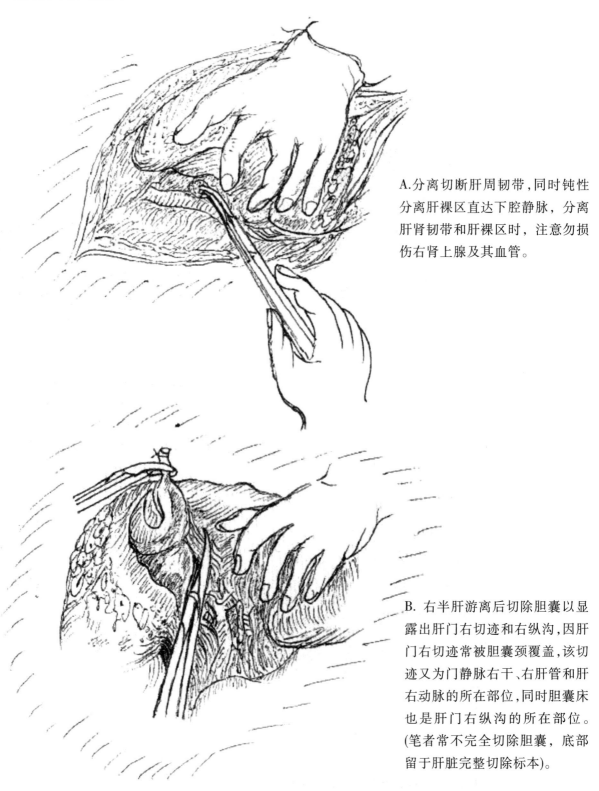

A.分离切断肝周韧带,同时钝性分离肝裸区直达下腔静脉,分离肝肾韧带和肝裸区时,注意勿损伤右肾上腺及其血管。

B. 右半肝游离后切除胆囊以显露出肝门右切迹和右纵沟,因肝门右切迹常被胆囊颈覆盖,该切迹又为门静脉右干、右肝管和肝右动脉的所在部位,同时胆囊床也是肝门右纵沟的所在部位。(笔者常不完全切除胆囊,底部留于肝脏完整切除标本)。

图 6-13 右半肝切除,离断肝周韧带,切除胆囊

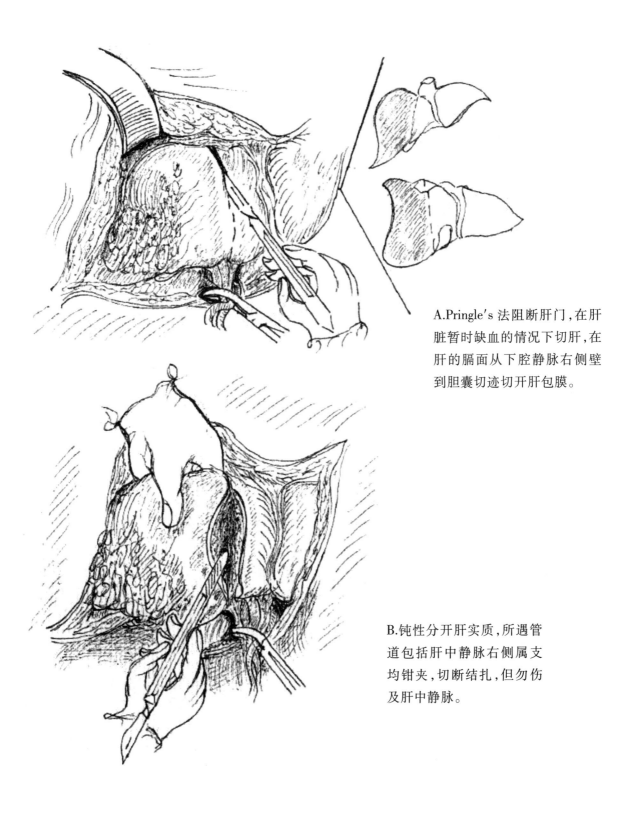

A.Pringle's 法阻断肝门,在肝脏暂时缺血的情况下切肝,在肝的膈面从下腔静脉右侧壁到胆囊切迹切开肝包膜。

B.钝性分开肝实质,所遇管道包括肝中静脉右侧属支均钳夹,切断结扎,但勿伤及肝中静脉。

图 6-14　切开肝包膜及用刀柄分离肝实质

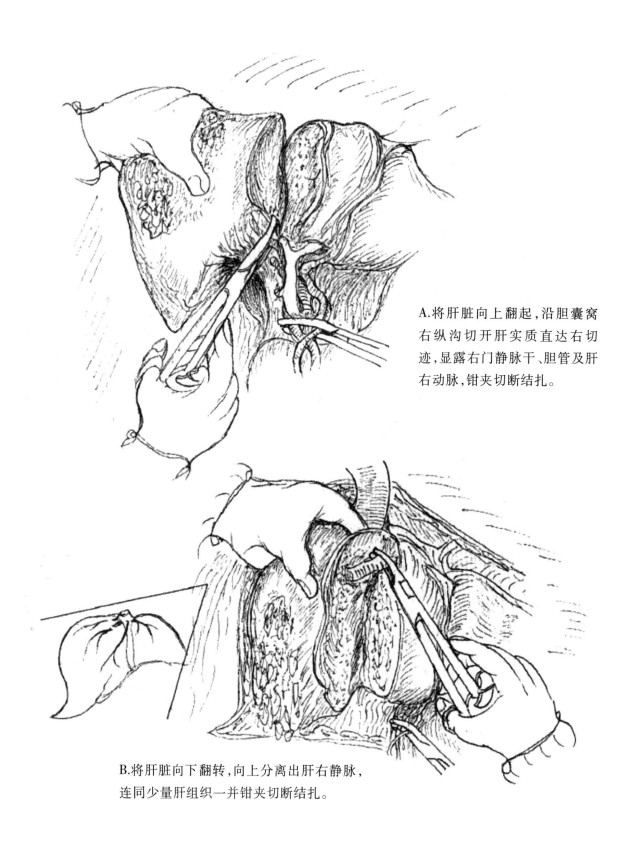

A.将肝脏向上翻起,沿胆囊窝右纵沟切开肝实质直达右切迹,显露右门静脉干、胆管及肝右动脉,钳夹切断结扎。

B.将肝脏向下翻转,向上分离出肝右静脉,连同少量肝组织一并钳夹切断结扎。

图 6-15　分离肝实质及肝右静脉

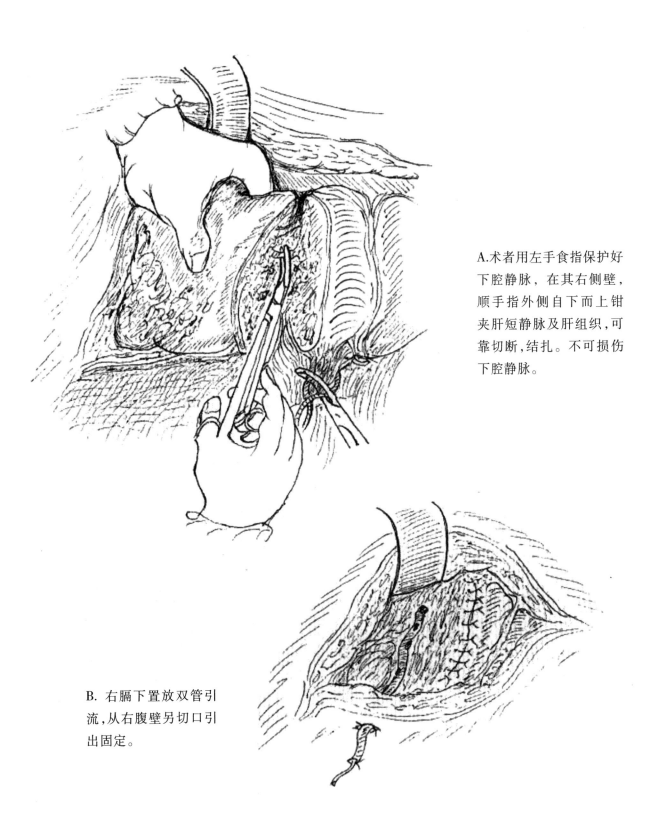

A.术者用左手食指保护好下腔静脉，在其右侧壁，顺手指外侧自下而上钳夹肝短静脉及肝组织，可靠切断，结扎。不可损伤下腔静脉。

B. 右膈下置放双管引流，从右腹壁另切口引出固定。

图 6-16 钳夹肝短静脉，切断结扎缝合残肝，置放引流

六、中肝叶切除术

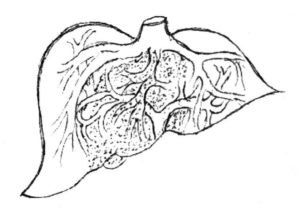

A.中肝叶的切除范围。中肝叶是左内叶和右前叶的总称(包括Ⅳ、Ⅴ、Ⅷ段),本术式适用于中肝叶的肿瘤或胆囊癌合并转移者。

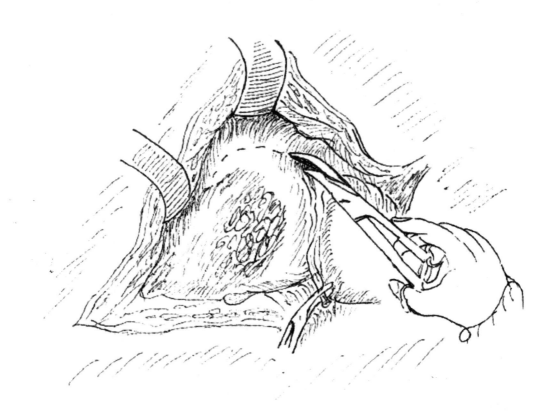

B.分离切断肝周韧带,钝性推开肝裸区达下腔静脉,充分游离右侧肝脏。

图 6-17　中肝叶切除,分离切断肝周韧带

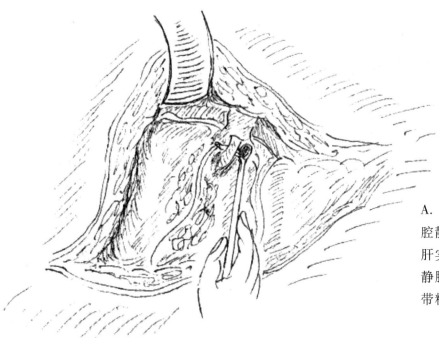

A. 在第 2 肝门处充分显露下腔静脉,沿肝中静脉走向切开肝实质 2~3cm,即可发现肝中静脉主干,在肝内用动脉瘤针带粗丝线结扎。

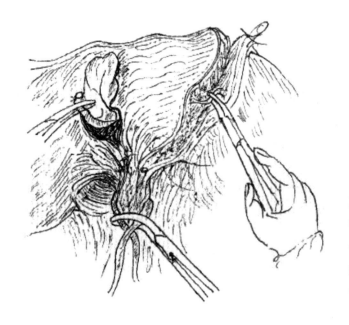

B. Pringle's 法阻断第 1 肝门,沿肝门横沟到左纵沟切开肝包膜,在肝门蒂上缘推开肝组织,在门静脉左干矢状部和囊部内侧分离出左内叶门静脉支和胆管支予以结扎切断。

图 6-18　第 2 肝门处离断、结扎肝中静脉

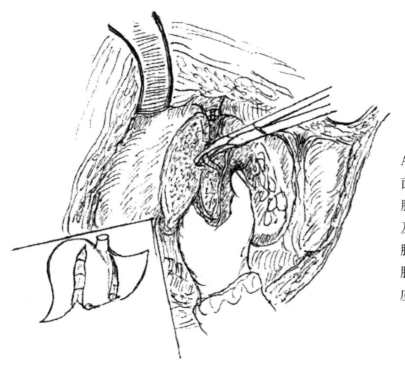

A. 沿右叶间裂和左叶间裂的膈面标界处切开肝包膜,钝性分开肝实质,逐一结扎遇到的小血管及胆管,切断。勿损伤肝左、右静脉及左前叶和右后叶的血管和胆管。当分离到后面的肝实质时应可靠地结扎切断肝短静脉。

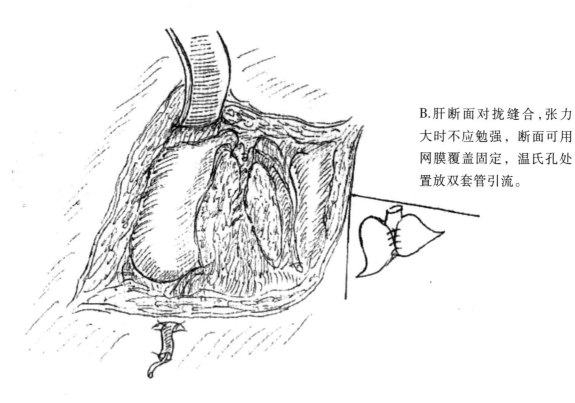

B.肝断面对拢缝合,张力大时不应勉强,断面可用网膜覆盖固定,温氏孔处置放双套管引流。

图 6-19　离断肝中叶,对拢缝合,大网膜覆盖,缝合固定

七、肝右三叶切除术

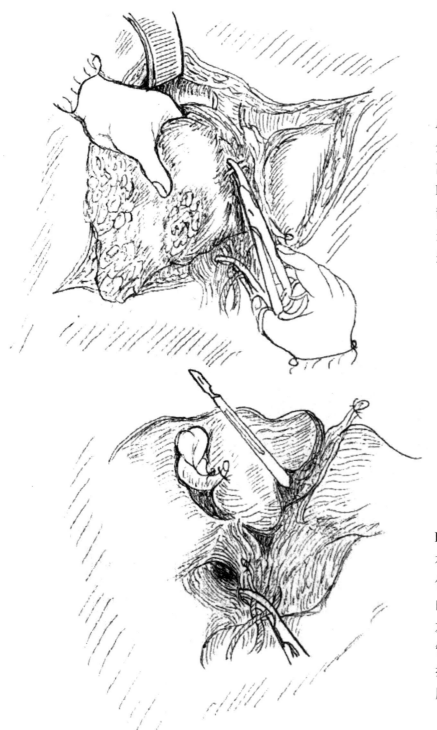

A. 用右半肝切除的方法,充分游离肝脏。切除胆囊,即游离体颈部固定于肝脏上,Pringle's法阻断肝门,从下腔静脉右壁至镰状韧带右侧切开肝包膜,钝性分离肝实质,逐一结扎管道并切断。

B. 将肝脏向上翻转,沿左纵沟右侧和肝门横沟上缘切开肝包膜,钝性分离肝实质,尽量向左内叶推开肝实质,以显露左内叶的门静脉支及所属胆管血管支,结扎切断,注意勿损伤左门静脉、胆管及肝左动脉干支。

图 6-20 肝右三叶切除,切开预定切除的肝包膜,分离肝实质

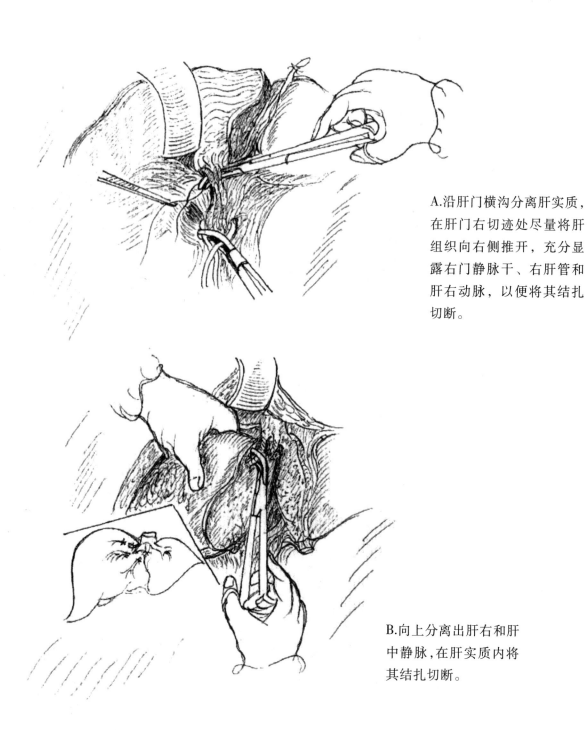

A.沿肝门横沟分离肝实质，在肝门右切迹处尽量将肝组织向右侧推开，充分显露右门静脉干、右肝管和肝右动脉，以便将其结扎切断。

B.向上分离出肝右和肝中静脉，在肝实质内将其结扎切断。

图 6-21　在肝门右切迹处尽量将肝组织向右侧推开，分离结扎肝右和肝中静脉

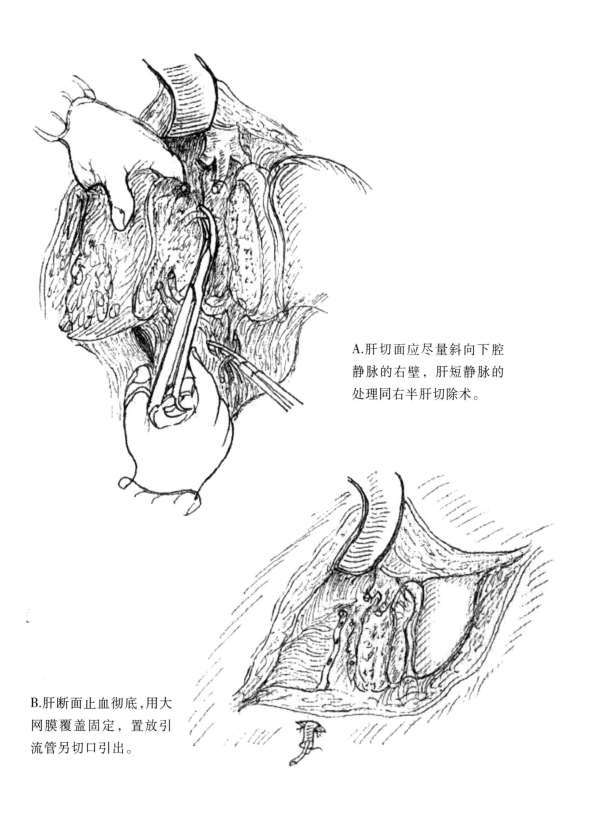

A.肝切面应尽量斜向下腔
静脉的右壁,肝短静脉的
处理同右半肝切除术。

B.肝断面止血彻底,用大
网膜覆盖固定,置放引
流管另切口引出。

图 6-22　处理肝短静脉,大网膜覆盖肝断面

八、肝尾状叶切除术

A.尾状叶切除术(以前方入路为代表,难度大)

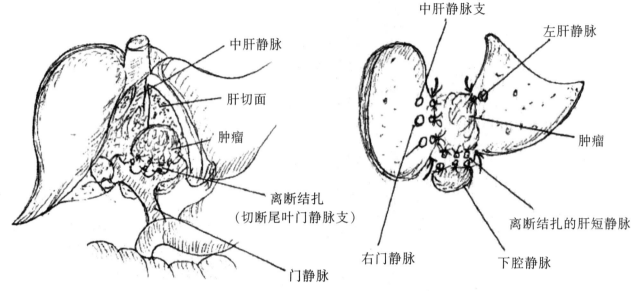

中肝静脉

肝切面

肿瘤

离断结扎
(切断尾叶门静脉支)

门静脉

中肝静脉支

左肝静脉

肿瘤

离断结扎的肝短静脉

右门静脉

下腔静脉

A.沿肿瘤包膜向左侧分离,结扎
切断期间的小血管至静脉韧带,
以显露尾叶腹面,从而完成尾叶
左半的离断。

B.从腔静脉旁部(PP)右侧缘切
开肝组织,将肝向左上方翻起,
分离尾叶的背(CP)的分支,直至
右肝后缘充分显露。

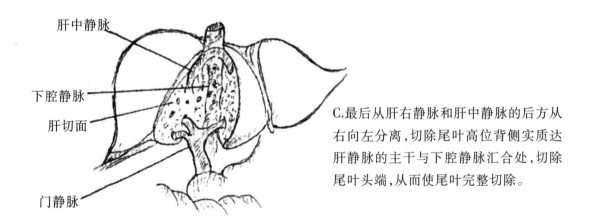

肝中静脉

下腔静脉

肝切面

门静脉

C.最后从肝右静脉和肝中静脉的后方从
右向左分离,切除尾叶高位背侧实质达
肝静脉的主干与下腔静脉汇合处,切除
尾叶头端,从而使尾叶完整切除。

图 6-23　肝尾状叶切除示意图

九、肝动脉结扎及栓塞术

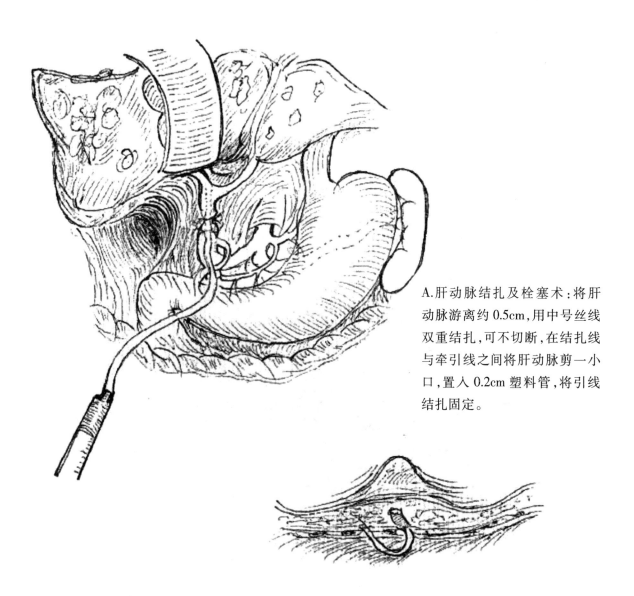

A.肝动脉结扎及栓塞术:将肝动脉游离约 0.5cm,用中号丝线双重结扎,可不切断,在结扎线与牵引线之间将肝动脉剪一小口,置入 0.2cm 塑料管,将引线结扎固定。

B. 在皮下脂肪与腹肌筋膜之间游离隧道,将药囊置入隧道内并固定。

图 6-24　肝动脉结扎及栓塞术示意图

胆 道 编

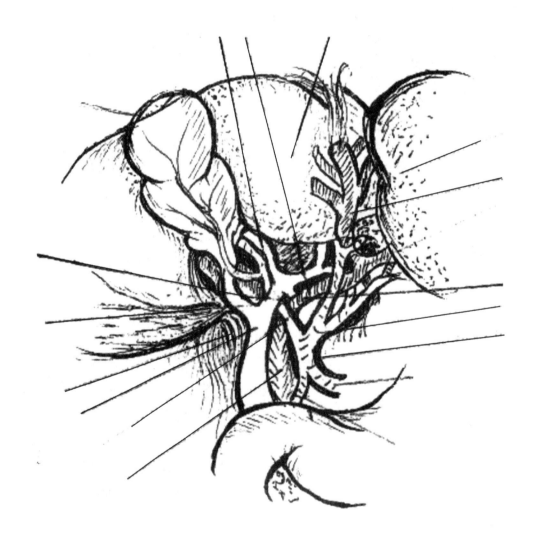

第7章　胆道外科的进展

胆道外科的生理解剖学结构为纤细的胆道系统。胆道起着沟通人体的肝脏与小肠,输送肝脏细胞分泌的胆汁的作用。胆道历来被医学家作为深奥莫测的部位。1882年首例胆囊切除术标志着现代胆道外科的开始,经历了一个多世纪的风雨,现在已发展得较为成熟。

胆道疾病是常见病,结石、肿瘤、梗阻、感染是胆道疾病的四大主题,在东南亚,胆道的先天性疾病亦不少见。实际上,胆石和肿瘤是胆道的主要疾病。原发性肝内胆管结石病的相对发病率在以往占我国的胆石病人50%左右,其发病复杂,并发症的发生率和病死率高,长期以来是我国胆道外科的重点也是难点。

近年来胆道癌的发病有增多趋向,中华医学会外科学会胆道外科学组曾先后组织过全国性的和地区性的调查,在上千例肝外胆管癌中,胆管癌占75.2%,而胆囊癌占24.8%。西安市第七届全国胆道外科学术会议上,西安医科大学的40年胆道癌回顾资料显示,胆囊癌的发病率72.4%,胆管癌为27.6%,与上述全国调查的结果相反。胆囊结石病在西北地区是主要的胆道良性疾病,说明胆道癌与胆道良性疾病的流行病学可能有一定关系。肝外胆管癌以上段癌更为常见,其所处的位置特殊,此病以往在诊断和治疗上较困难,手术切除率不足10%。近年来随着医学影像技术的发展,在诊断及治疗上积累了经验,手术切除率已高于50%以上,其方法上亦已经定型化,手术死亡率在5%以下,术后能获得较长时间的缓解和较好的生存质量。

20世纪70年代以来,微创的概念和微创外科的浪潮随着高新技术的介入而逐步升温,以内镜外科技术为先导,1987年以腹腔镜下胆囊切除术的闻世而达高潮。较小的手术创伤,无碍美观的手术切口,更快的手术后恢复是微创外科特色,也符合病人普遍的心理要求。20世纪90年代初期的腹腔镜胆囊切除术迅速风靡全球,90%的胆囊结石病人均选择了腹腔镜手术,似乎Langen buch的胆囊切除术时代即将被腹腔镜手术替代。此后,在微创观念的引导下,一种小切口胆囊切除术又诞生。"小切口"胆囊切除术具有自身的特点,而不是单纯只把传统的开腹胆囊切除术的切口做小一点。笔者曾对传统胆囊切除术、"小切口"胆囊切除术及腹腔镜胆囊切除术进行了对比研究,论文发表在肝胆外科杂志上。经过100多年的努力,开放胆囊切除术已经被公认是一种安全式,国内的手术死亡率为0.16%左右,在美国为0.17%左右,胆总管的损伤率0.2%左右。腹腔镜胆管损伤的报告各家不一,一般为0.2%~0.3%。

随着人类平均寿命的延长,老年胆道疾病越来越多,在治疗上较为棘手,手术死亡率高,手术的风险大,病死率高的主要原因:①老年人不论生理上、病理上都与青壮年不同;②机体反应能力差;③同时并存有其他脏器的疾病是影响手术后恢复的重要因素;④免疫力及控制感染能力差;⑤多种因素致使就诊不及时等。因此,术前必须尽可能按胆道病变的性质和程度及全身情况选择手术时机和方法。有下列情况应以非手术治疗为宜:①急性冠脉综合征并多器官功能衰竭;②90 岁以上的并存器官功能不全者;③胆道肿瘤并发急性重症胆管炎,全身情况极差者。

时至今日,随着信息化和科技的发展,现在和将来,新的外科治疗方法、微创技术的浪潮和胆道疾病病人的心理趋向,无疑将会协同对传统胆道外科起着"整容"的作用。新的技术、新的治疗概念仍然会不断地产生,传统的胆道外科学将会面临更大的挑战,但 100 多年来的胆道外科积累的经验不会成为过去,历史的经验只会为胆道外科的可持续发展提供更宝贵的借鉴。

第8章　胆道外科解剖

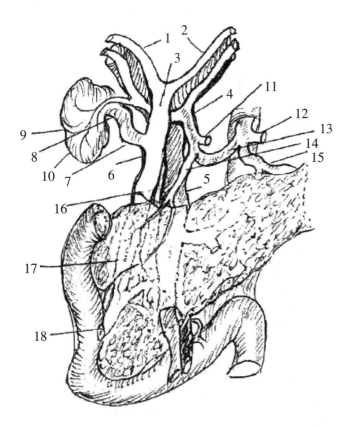

A.肝外胆道前面观

1.右肝管　2.左肝管　3.肝总管　4.肝固有动脉 5.门静脉　6.胆总管　7.胆囊管　8.胆囊颈　9.胆囊体 10.胆囊底　11.胃右动脉　12.胃左动脉　13.肝总动脉 14.胃十二指肠动脉　15.脾动脉　16.胃十二指肠后动脉　17.胆总管胰后段　18.胆、胰管开口处。

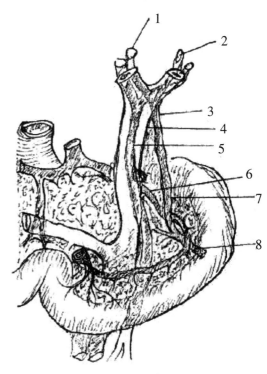

B.胆道后面观

1.左肝管　2.右肝管　3.肝总管　4.门静脉　5.胆固有动脉　6.十二指肠后动脉　7.胆总管　8.胆总管、胰管开口处

注:①胆胰管开口常位于十二指肠降中部内侧壁。
　②左右肝管从解剖角度应属于肝外胆道系统。

图8-1　胆道外科解剖图

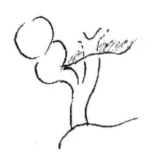

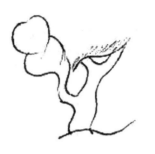

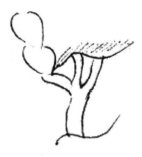

A.左右肝管在肝内汇合　　　　B.左右肝管通常汇合处　　　　C.左右肝管与胆囊管汇合几乎同
　　　　　　　　　　　　　　　　　　　　　　　　　　　　　　一部位,可认为肝总管的缺如

图 8-2　肝总管的变化

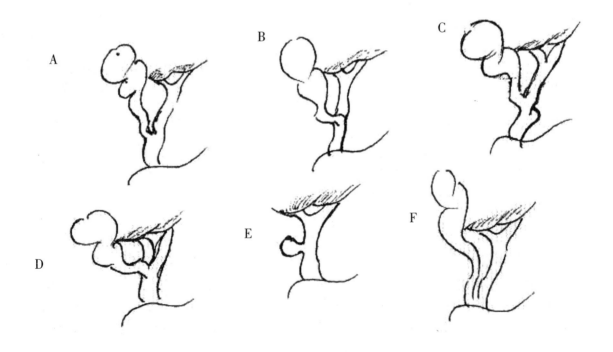

图 8-3　胆囊管肝管汇合类型(胆囊重复畸形少见,略)　(A 为常见型)

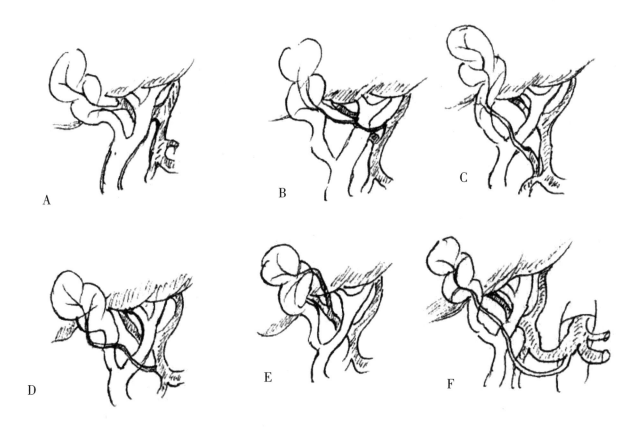

图 8-4 胆囊动脉的起源变异

A.起自右侧正常或异常的肝动脉(常见类型)

B.起自肝左动脉或肝固有动脉(有文献报道占 20.5%)

C.起自胃十二指肠动脉(占 2.5%)

D.起自肝固有动脉,从胆囊右后外侧绕过

E.起自肝右动脉前上,经胆囊底进入胆胰

F.起自肝总动脉

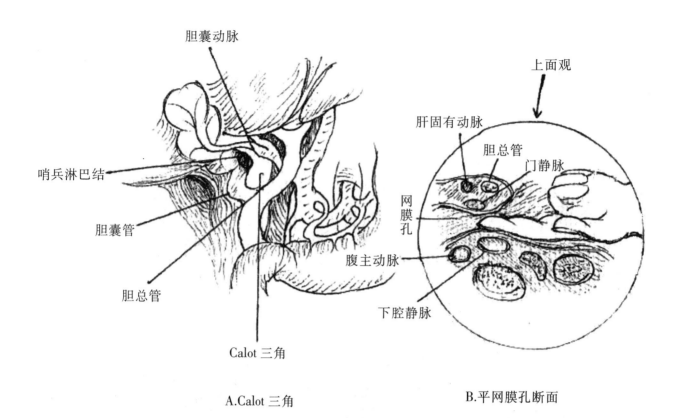

胆囊动脉

哨兵淋巴结

胆囊管

胆总管

Calot 三角

A.Calot 三角

上面观

肝固有动脉

胆总管

门静脉

网膜孔

腹主动脉

下腔静脉

B.平网膜孔断面

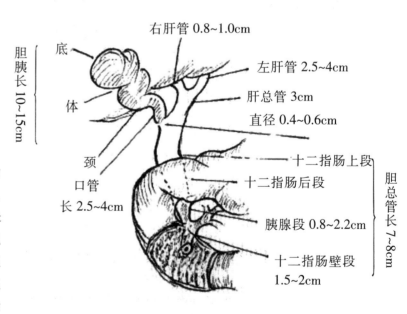

注:由胆囊管、肝总管、胆囊动脉 Calot 三角为组成的三角区，然而手术医生通常称的 Calot 三角实际上已把肝右叶边缘视为三角的上界。这样肝胆囊三角与 Calot 三角相一致。胆囊三角内有重要的血管，胆囊切除时有重要的临床意义

胆胰长 10~15cm

底

体

颈

口管

长 2.5~4cm

右肝管 0.8~1.0cm

左肝管 2.5~4cm

肝总管 3cm

直径 0.4~0.6cm

十二指肠上段

十二指肠后段

胰腺段 0.8~2.2cm

十二指肠壁段 1.5~2cm

胆总管长 7~8cm

C.胆总管的分段

图 8-5　A、B、C:第 1 肝门胆管及胆总管的分段

第9章 胆道外科病人的术前评估

一、确定术前诊断和了解脏器疾病

手术前必须要全面分析病史并进行相关的检查以确定诊断。近年来胆道外科的发展是建立在现代影像学诊断水平不断提高的基础上的,但术前更要对病人全身情况做全面的了解,注意有无胆道疾病以外的脏器病变存在,尤其需要重视的是:

1.肝脏功能

胆道外科的病人均需做肝功能的检查,在临床上有的患者虽然无黄疸表现,并不意味着不存在肝内阻塞性病变。应注意到蛋白质的代谢、酶代谢以及结合胆红素与胆红素总量的比例,同时还应了解肝脏的解毒、排泄和免疫功能。胆道梗阻并发生严重感染的病人,在内毒素血症和高胆红素血症的威胁下,常存在各脏器微循环障碍、组织细胞缺氧、能量代谢失衡,要警惕发生肝功能衰竭。拟定手术方案时,首先应考虑解决主要问题,必要时分期手术,以保证病人的安全。

2.肾脏功能

胆道疾病导致肝脏功能损害的病人,常可导致肾脏功能损害。如黄疸持续不退、高胆红素血症加重内毒素血症;低白蛋白致腹水增多、少尿甚至无尿、氮质血症、高血钾;肝水肿致肾衰或肝肾功能衰竭而死亡。目前认为肝肾综合征是肾皮质缺血引起血管收缩的功能性改变,因血容量减少导致肾血流灌注也减少。但如肾皮质缺血的时间太久,最后也会发生肾小管的病理性改变。有手术指征的胆道病人或准备施行复杂手术的病人,都应在术前做相关的肾功能检查,了解能否耐受麻醉并对手术可能存在的风险进行认真的评估。

3.心肺功能

胆道疾病可能与心脏病共存,这种情况尤以老年人多见。临床上胆囊结石在胆管嵌顿或胆总管急性扩张时,可引起类似"心绞痛"的发作,经平滑肌解痉药或手术切除胆囊、胆总管切开取石减压后心绞痛症状可明显减轻或消失。胆道外科的病人术前必须做心电图检查及必要的心功能测定。当心脏病人做胆道手术时最好心内科、麻醉科共同研究,做好充分的术前准备,选择麻醉方法,预备紧急情况时的救治方案。倘若某些胆道疾病必须急诊手术才能挽救生命,则宜选择简单、有效的手术方式加术中内脏神经阻滞,以防止术中心脏骤停。

胆道手术有多种因素可影响呼吸功能,如气管插管麻醉可能使支气管分泌物增多,呼吸运动减弱,咳嗽无力使呼吸道阻塞、肺不张、肺部感染,胆道术后右膈抬高也可影响肺活量。当择期手术时应防止并发症。如患有急性呼吸道感染的病人应待痊愈后至少2周以上才考虑胆道手术。老年人、吸烟者、患有慢性阻塞性肺部疾病的病人,为了保证手术安全,要进行必要的各项检查及监护,以防术后呼吸功能衰竭。

4.糖尿病人的手术问题

糖尿病是累及多系统、多器官的全身性代谢性疾病,胰岛素的缺乏和微血管病变是糖尿病的突出表现。在手术、麻醉、感染、休克等应激状态下,体内胰岛素分泌受抑制,其结果是促进糖原分解,糖异生,血糖升高,组织对葡萄糖的利用降低,蛋白质和脂肪分解。在糖尿病病人行手术时,若没有充分的术前准备,则可能出现酸中毒甚至酮性昏迷。手术前的准备应使病人的血糖维持在6~14mmol/L(100~250mg%)之间,尿糖维持在+++以下。急症病人可根据血糖水平给予胰岛素, 如病人血糖已高达19~28mmol/L (350~500mg%)的水平,可给予胰岛素25~50u;如血糖超过28mmol/L(500mg%)时,可给予胰岛素100u,同时要注意纠正代谢性酸中毒。糖尿病酮症酸中毒的特点是高血糖、脱水、代谢性酸中毒;而非酮性高渗性昏迷的特点是严重脱水、高血糖而无酮症,血浆高渗透压状态,多发生在老年非糖尿病病人。

二、术式的选择

严格掌握手术的指征和适应证,选择好适当的术式是治疗胆道疾病的关键。尽管术前通过各种辅助检查已初步做出术式及手术时病人耐受性的评估,但并不能减轻术者在手术中认真探查的责任,并根据探查所见最后确定手术方式。经术中扪诊或胆道造影确知胆管内有病变如结石、异物、狭窄、寄生虫等,应切开胆总管探查,如胆总管有扩张或病史中有黄疸或复发性胰腺炎,虽经造影也未能明确病变性质,仍应切开胆总管探查。如患有急性梗阻性、化脓性胆囊炎或胆管炎者,病人情况差,宜先行胆囊、胆管引流抢救病人生命后再分期手术去除病因。

胆总管下段良性狭窄行胆肠吻合术,恶性狭窄全身情况好行胰十二指肠切除。

Oddi括约肌狭窄行括约肌切开成形术或根据胆道造影情况选择术式。

肝内胆管结石的手术原则是解除梗阻,保护肝功能。

(1)清除结石:切开肝外胆管或连同肝内胆管汇合部,尽可能清除结石。

(2)处理狭窄的胆道:必要时切开狭窄的胆管并予整形,行宽大的胆管空肠Roux-en-y吻合术。

(3)去除病灶:对于复杂、局限、萎缩或已丧失功能的肝叶或肝段切除,以去除感染和结石的病灶。

(4)置管便于术后冲洗:高位胆管狭窄不能切除者,可用器械扩张后,置放U形管支撑引流,以便药物溶石、冲洗或经管道置纤维胆道镜取石。

目前所用的各种胆肠内引流术式,均未能代替括约肌的单向阀门作用。国内外有学者提出可采用回盲瓣代替括约肌的单向阀门作用,国内有学者已尝试,其避免逆行性胆管炎的作用尚好。

总之,胆道病变复杂多样,即使术前进行认真多方面的评估和充分准备,仍有残留结石于肝内(达30%~40%)可能,胆道感染、胆道出血、胆道肿瘤以及胆道运动功能障碍等胆道疾病的治疗效果差在当前仍然是个尚未完全解决的问题及难题。

第10章　胆道手术

一、胆囊切除术

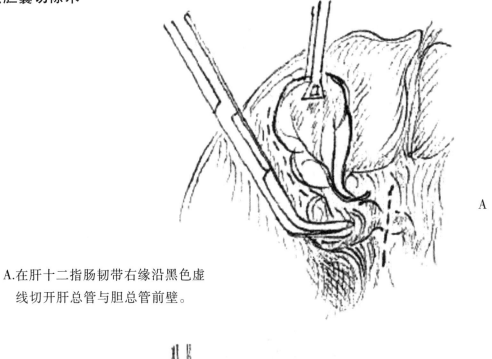

A

A.在肝十二指肠韧带右缘沿黑色虚
　线切开肝总管与胆总管前壁。

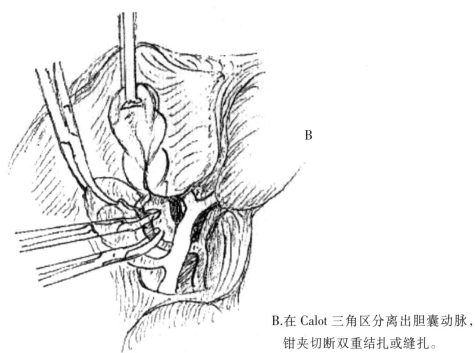

B

B.在 Calot 三角区分离出胆囊动脉,
　钳夹切断双重结扎或缝扎。

图 10-1　胆囊切除术,分离胆囊管及胆囊动脉

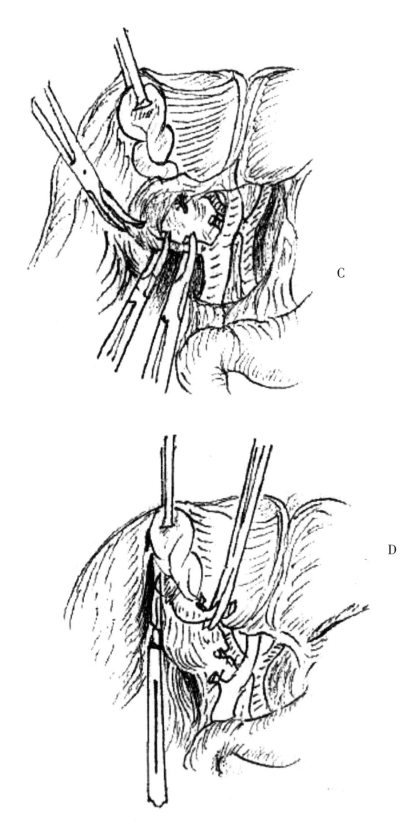

C

D

C、D.清楚可见证实胆总管、肝总管、胆囊管之间关系后,距胆总管 0.5cm
处(已结扎处)钳夹切断缝扎。距肝床 1cm 切开胆囊浆膜剥离胆囊。

图 10-2　胆囊切除术

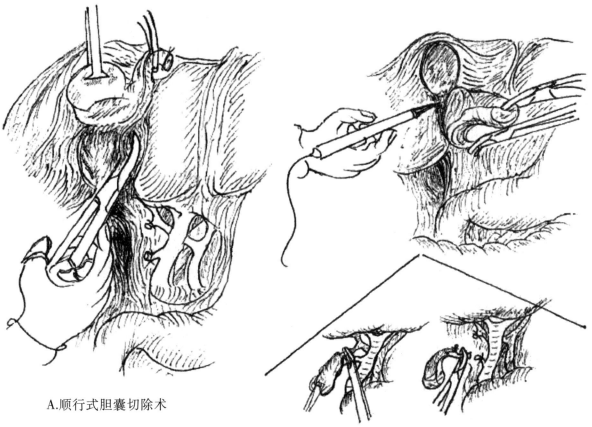

A.顺行式胆囊切除术

自胆囊颈部到胆囊底部游离
胆囊,用电刀或剪刀,结扎切
断起自肝实质的细管道。胆囊
床一般情况可不缝合。

B.逆行式胆囊切除术

适应于：①急性胆囊炎导致胆囊颈明
　　　　　显肿胀。
　　　　②反复发作的慢性胆囊炎形
　　　　　成致密的纤维性粘连。
　　　　③重度萎缩性胆囊炎。
　　　　④胆囊颈的结石嵌顿致胆囊
　　　　　管阻塞变形。
　　　　⑤胆囊颈的结石嵌顿致使胆
　　　　　总管与胆囊颈管之间的关
　　　　　系不清等。

图 10-3　顺逆结合切除胆囊

二、胆总管探查取石术

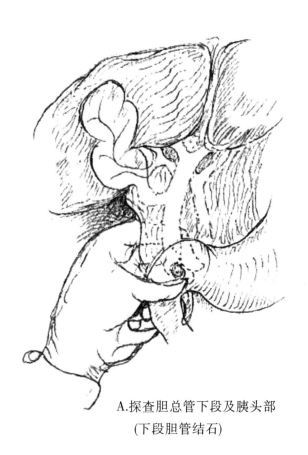

A.探查胆总管下段及胰头部

(下段胆管结石)

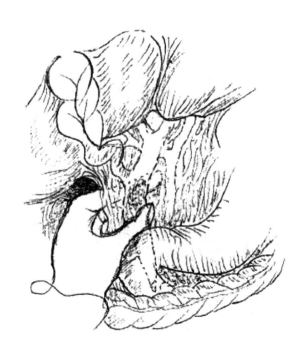

B.探查胆总管上段

(胆管结石)

C

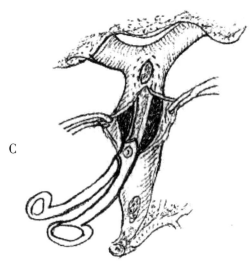

C.胆总管切开钳夹取石术

图 10-4　经温氏孔扪及胆总管下段,切开胆总管取石

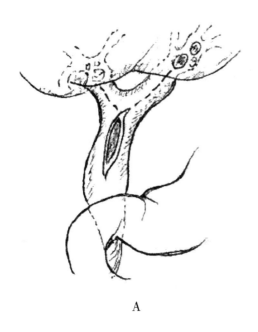

A

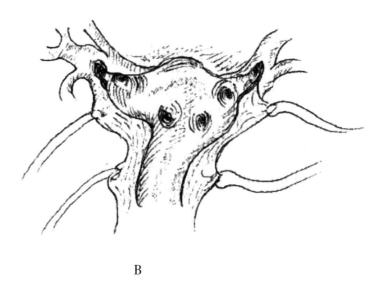

B

A、B 高位胆管切开显露肝内胆管

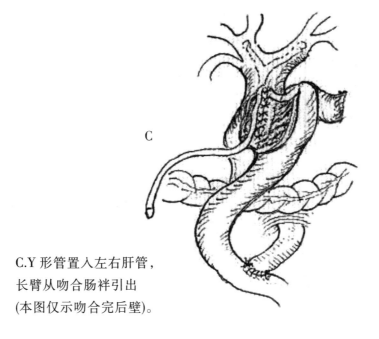

C

C.Y 形管置入左右肝管，
长臂从吻合肠袢引出
(本图仅示吻合完后壁)。

图 10-5　高位胆管切开取石术,胆肠 Roux-y 吻合术

第*11*章 胆道修复术

一、胆囊瓣修复术

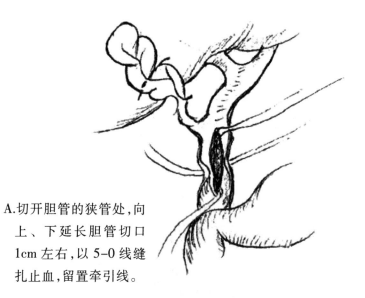

A.切开胆管的狭管处,向
上、下延长胆管切口
1cm 左右,以 5-0 线缝
扎止血,留置牵引线。

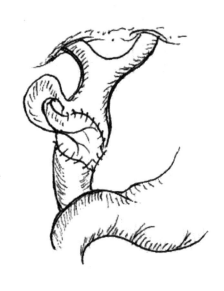

B.自肝床上完整分离下胆囊,充分
保留血供,留下壶腹部前壁,并
加以修剪,大于胆管切口 1~
1.5cm。先缝合胆管内侧壁,再缝
上下及外侧壁。

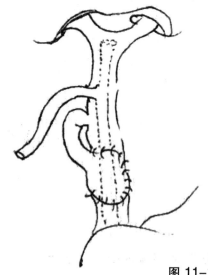

C.置入 T 形管为支撑引流。

图 11-1 胆囊瓣修复术

二、胆管狭窄空肠瓣修复术

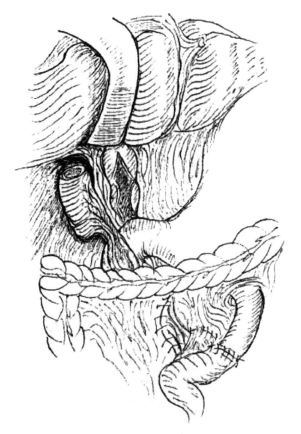
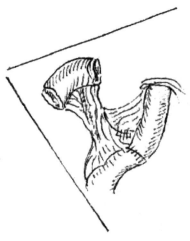

A.切取一段空肠,确保带良好的血管蒂和足够的长度。切横结肠系膜无血管区,将已准备好的带蒂空肠段经结肠后上提至十二指肠的前方肝门处备做修复用。

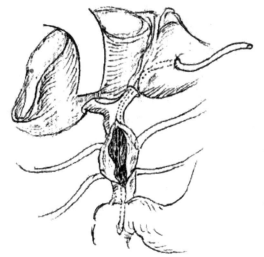

B.以 3 号 Bekes 胆道探条经左或右肝管向上,在适当的位置牵出肝脏面,用 3~5mm 的硅胶管从里向外牵出,作为胆管内支撑引流。如修复范围波及左、右肝管时,则需同时双侧量管引流。

图 11-2　胆管狭窄空肠瓣修复术

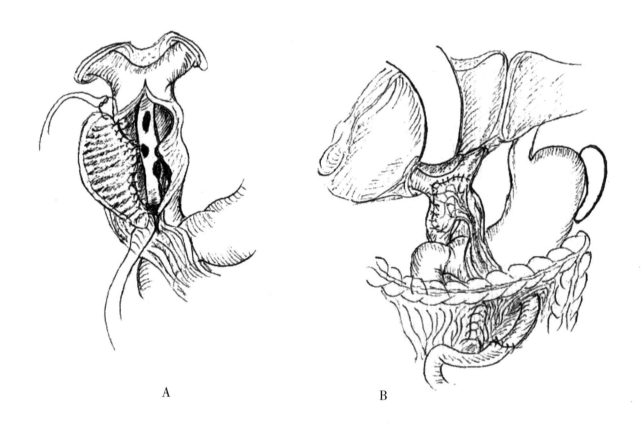

A   B

A、B.在游离的空肠段对侧缘纵行剪开空肠段,根据缺损的大小修剪
肠壁组织。将窄肠瓣缝于胆管缺损上作为胆管的前壁,注意血管蒂不
要扭曲或张力过高,以免影响血循环。一般用可吸收缝线单层全层缝
合,结打在腔内。缝补完毕从支撑管内注水,若有漏水应再加以修补。

图 11-3　带蒂空肠瓣修补胆管狭窄

三、胆管狭窄胃壁瓣修复术

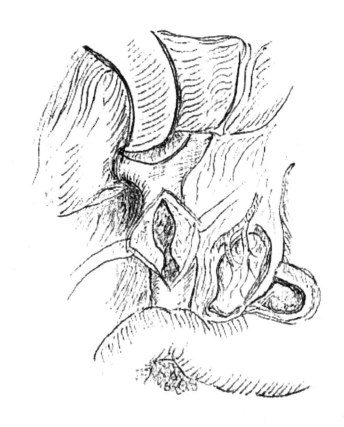

A、B. 胆总管中段的局限性狭窄，其位置与胃小弯侧接近，亦可以利用胃小弯前壁做一带血管蒂的转移胃皮瓣修复胆管的缺损，选定需要保存的胃右动、静脉向小弯前壁的分支，全层切取胃小弯前壁瓣，用 4-0 的无损伤线间断缝合完毕后，从支撑管注水，如有渗漏应再修补。

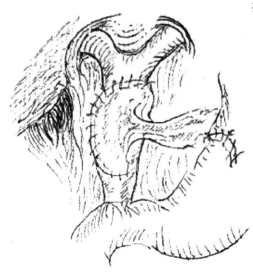

图 11-4　胆管狭窄胃壁瓣修复术

四、带蒂脐静脉瓣修复术

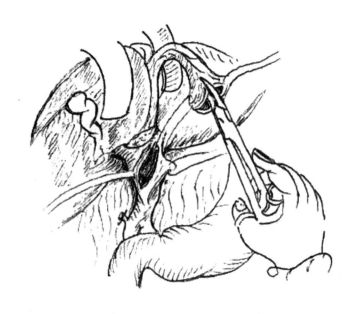

图 11-5A　分离解剖脐静脉瓣

A. 脐静脉的血供分别由左门静脉和左肝动脉各发出一支。将带蒂的脐静脉瓣分离至左叶间裂之桥状组织处,近腹壁侧切断脐静脉并缝扎腹壁侧近端,根据肝胆管缺损的宽度,适当扩张脐静脉腔,确定长度后纵形剪开脐静脉(图 11-5A)。

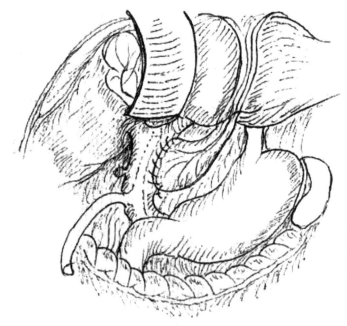

B. 施行缺损的肝总管右缘和左肝管上缘与脐静脉全层单层间断缝合,置支撑引流管(图 11-5B)。

图 11-5B　带蒂脐静脉瓣修复术

第*12*章　高位胆管空肠吻合术

一、左右肝管汇合部空肠吻合术

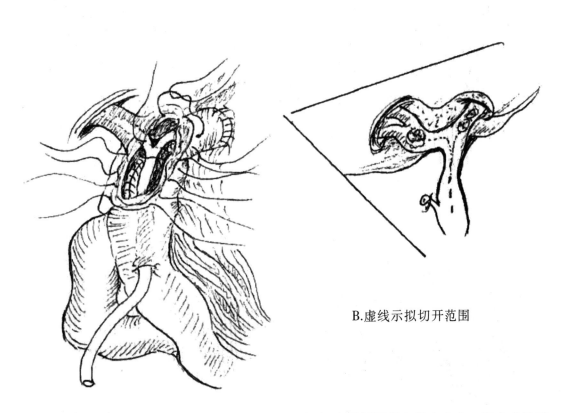

A. 后壁吻合后置放 Y
形管于左右肝管内，继
续间断缝合前壁。

B.虚线示拟切开范围

注:汇合部肝胆管空肠吻合术。该术式适于
肝总管狭窄合并肝内胆管扩张和多发性胆
管结石等以及肝总管损伤性狭窄,肝外胆管
缺损长不适于胆管缺损修复者。

图 12-1　左右肝管汇合部空肠吻合术

二、左肝管空肠吻合术

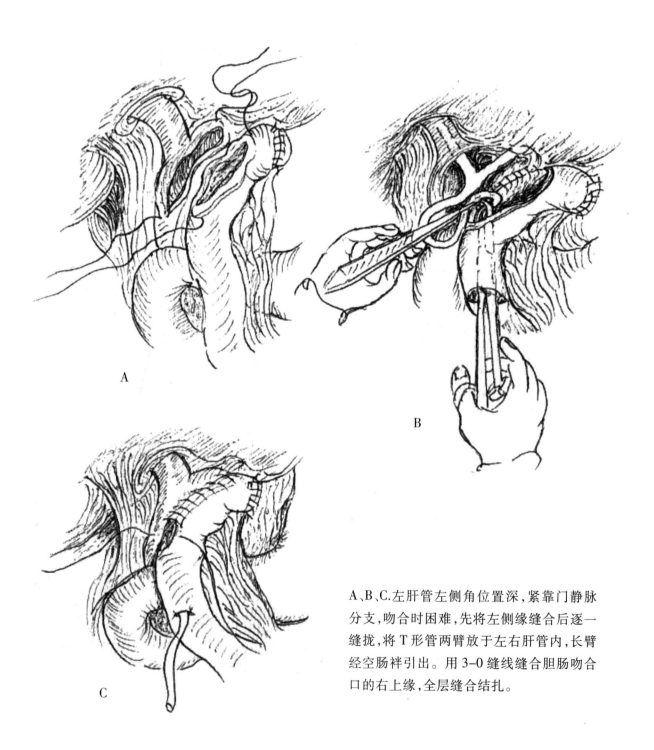

A、B、C.左肝管左侧角位置深,紧靠门静脉分支,吻合时困难,先将左侧缘缝合后逐一缝拢,将T形管两臂放于左右肝管内,长臂经空肠袢引出。用3-0缝线缝合胆肠吻合口的右上缘,全层缝合结扎。

图 12-2 左肝管空肠吻合术

三、左肝内胆管空肠吻合术

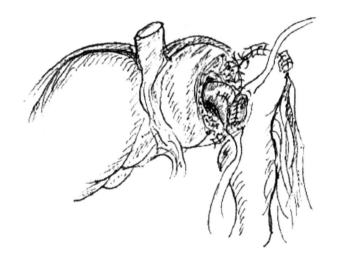

A.距空肠祥断端 3~5cm 处,在肠系膜对侧缘纵行切开肠壁,切口与肝内胆管喇叭口大小相等。0 号丝线间断缝合左外叶后缘与浆肌层,然后以 3-0 缝线全层吻合后壁。

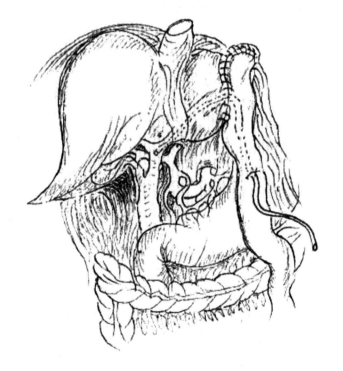

B. 将医用乳胶管放入肝内胆管固定,以 3-0 缝线吻合前壁,将空肠浆肌层与肝断面前缘或镰状韧带间断缝合。

图 12-3　左肝内胆管空肠吻合术

四、右肝管空肠吻合术

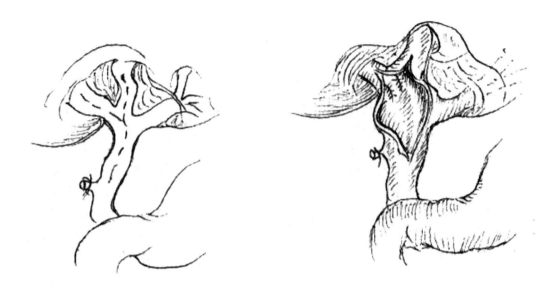

A.右后段肝管切开:可沿右后肝管前壁向上边推边切,剪开右后肝管前壁行肝管整形缝合。

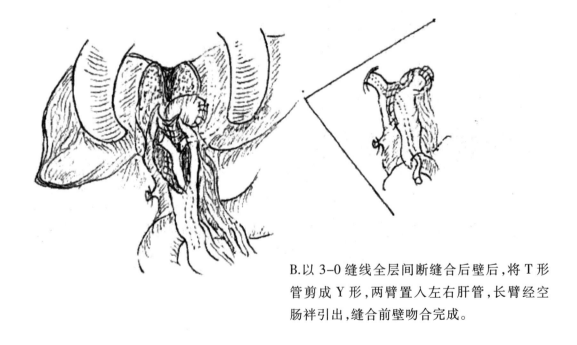

B.以 3-0 缝线全层间断缝合后壁后,将 T 形管剪成 Y 形,两臂置入左右肝管,长臂经空肠袢引出,缝合前壁吻合完成。

图 12-4 右肝管空肠吻合术

第*13*章　胆肠内引流术

一、胆囊空肠吻合术

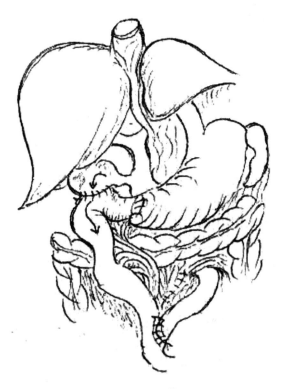

A.结肠前(或后)胆囊与空肠
Roux-en-y 吻合术

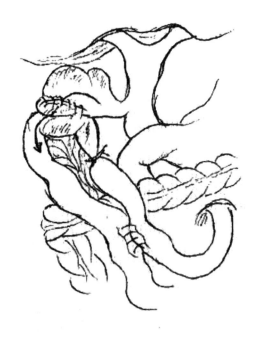

B.结肠前(或后)襻式胆囊空肠吻合

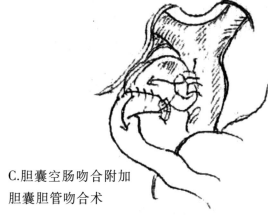

C.胆囊空肠吻合附加
胆囊胆管吻合术

注:上述术式适于胆总管下端恶性
梗阻并胆囊颈管扩张,不能施行根
治性手术,由术者的临床经验来选
择上述术式。

图 13-1　胆囊空肠吻合术

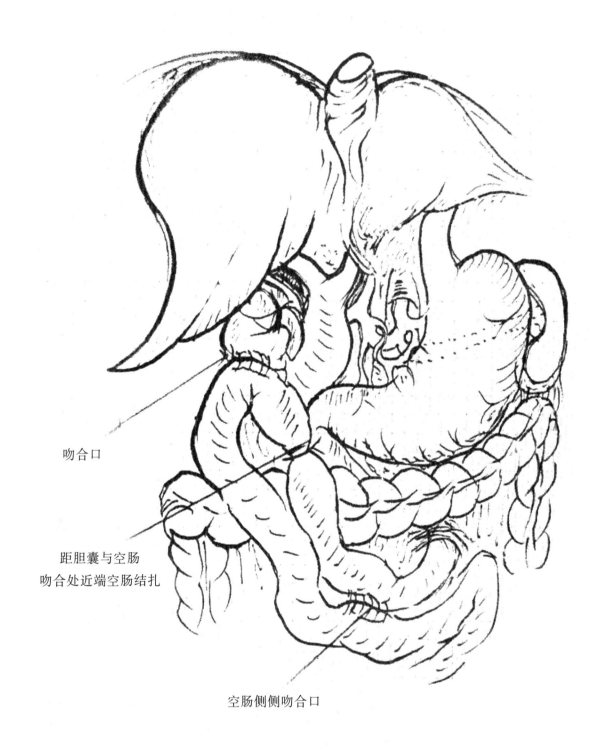

吻合口

距胆囊与空肠
吻合处近端空肠结扎

空肠侧侧吻合口

图 13-2　晚期胰头癌,行肿大的胆囊与空肠襻氏吻合术(姑息性手术)

二、胆总管十二指肠吻合术

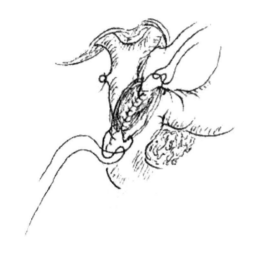

A.胆总管下段与十二指肠降段大口侧侧吻合

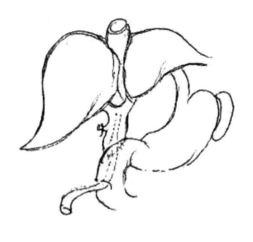

B.吻合完毕,可置入大号尿管引流及术后的处理等

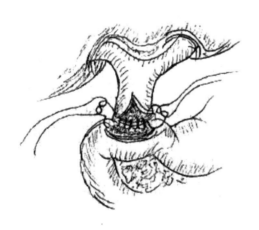

C.胆总管下段与十二指肠端侧吻合术

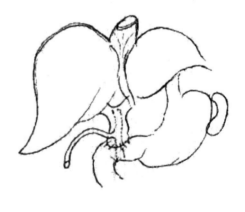

D.吻合完毕置放 T 管,一端达吻合口下段进入十二指肠,也可从十二指肠置入大号尿管,以便术后的一系列处理等

图 13-3　胆总管十二指肠吻合术

三、十二指肠括约肌成形术

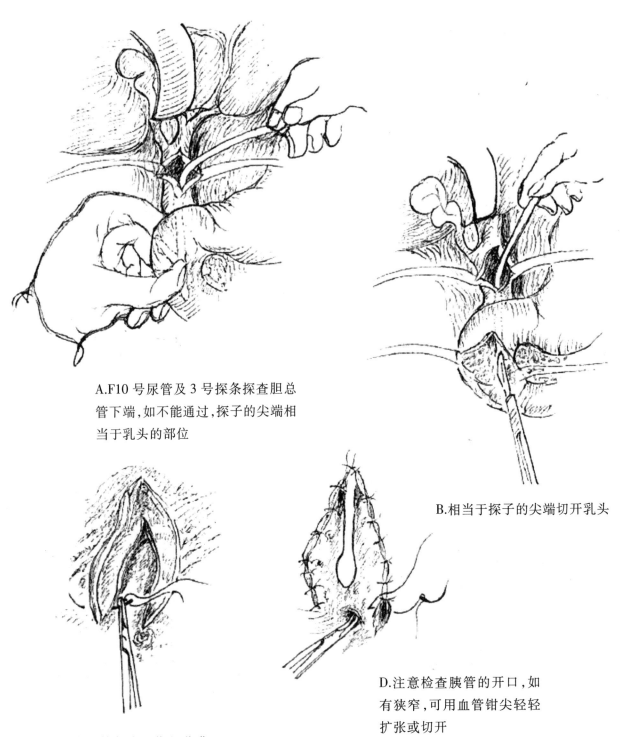

A.F10 号尿管及 3 号探条探查胆总
管下端,如不能通过,探子的尖端相
当于乳头的部位

B.相当于探子的尖端切开乳头

C. 缝合胆管与十二指肠黏膜,
注意切口的尖端加 8 字缝合

D.注意检查胰管的开口,如
有狭窄,可用血管钳尖轻轻
扩张或切开

图 13-4　十二指肠括约肌成形术

四、胆总管空肠Roux-en-y吻合术

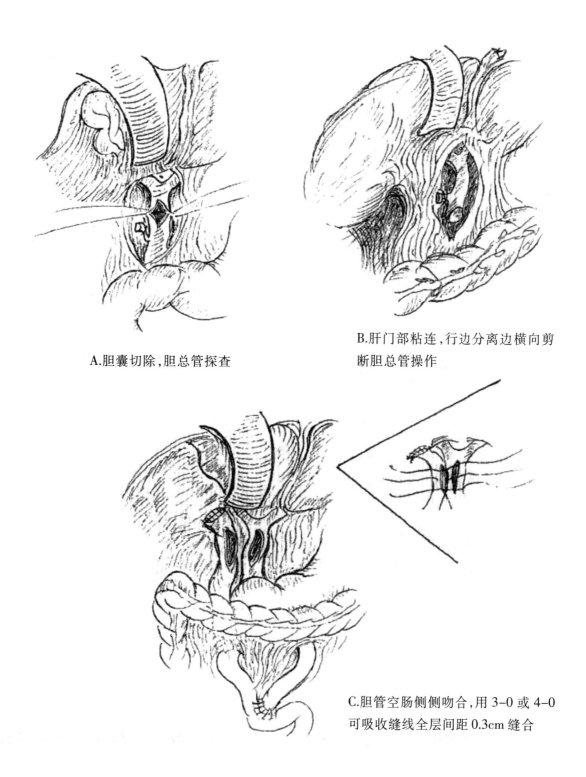

A.胆囊切除,胆总管探查

B.肝门部粘连,行边分离边横向剪
断胆总管操作

C.胆管空肠侧侧吻合,用 3-0 或 4-0
可吸收缝线全层间距 0.3cm 缝合

图 13-5　胆总管空肠 Roux-en-y 吻合术

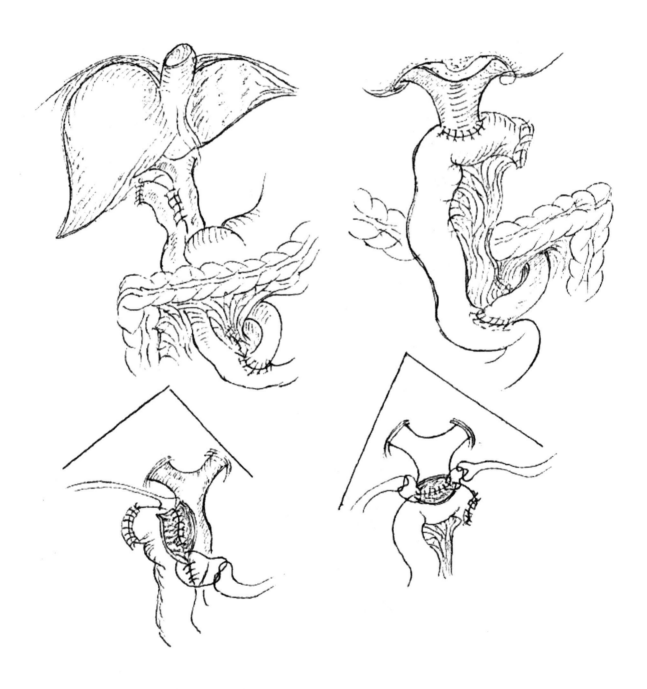

图 13-6 胆管空肠 Roux-en-y 侧侧吻合术   图 13-7 胆管空肠 Roux-en-y 端侧吻合术

五、人工乳头空肠成形术

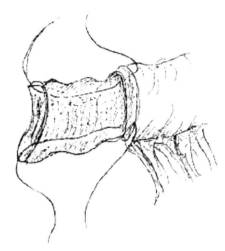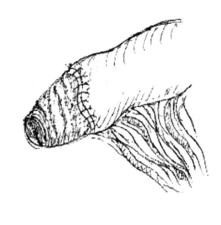

A、B.人工乳头成形术(切取一段空肠)

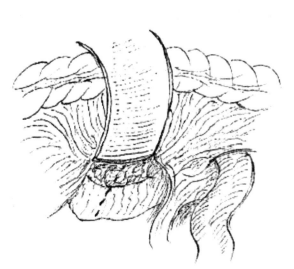

C. 切开横结肠系膜分离出十二指肠
横部(水平部),横向切开十二指肠

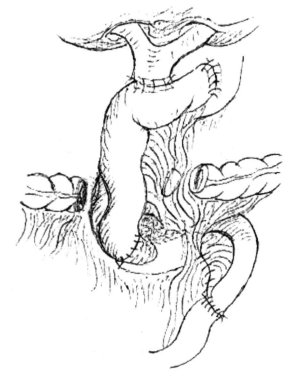

D.将空肠人工乳头置入十二指肠横
部,间断缝闭肌层,空肠断端端端吻
合(胆总管空肠端侧吻合同前)

图 13-8　人工乳头空肠成形术(1)

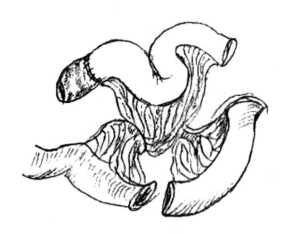

A.切取带蒂空肠段人工乳头形成

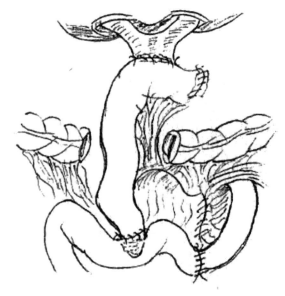

B.间置空肠人工乳头形成后置入空肠,并行缝合

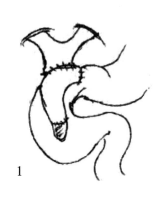

1

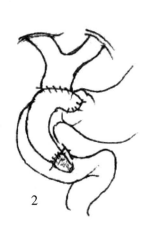

2

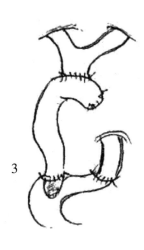

3

C.1.间置空肠人工乳头接入十二指肠降段(第2段)
2.间置空肠人工乳头接入十二指肠横段(第3段)
3.间置空肠人工乳头接入十二指肠空肠上段

图 13-9　人工乳头空肠成形术(2)

胰　腺　编

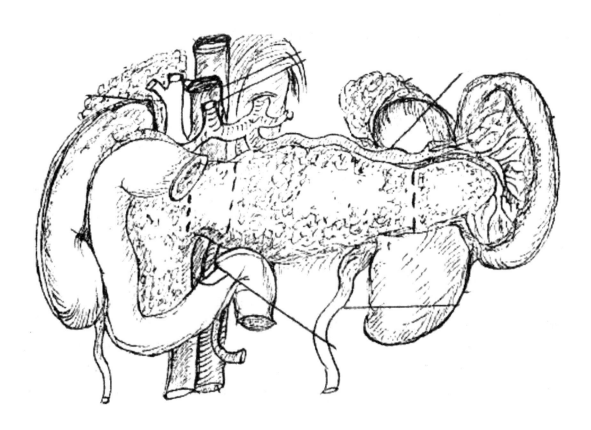

第14章 胰腺外科与进展

一、重症急性胰腺炎手术指征和时机

重症急性胰腺炎(SAP)经100多年的内、外科学者的共同探索,在临床和实验室研究方面进展很快,特别是20世纪90年代以来,对SAP的发病机理演变过程的进一步深入了解,影像诊断技术、监测手段、抗生素和抑酶药物的发展,使SAP的治疗对策有了概念上的更新,已形成了病变的早期趋向于非手术治疗,后期出现继发感染后采用外科治疗的治疗程序,因此SAP在手术指征和手术时机的选择上逐渐出现了较统一的方案。

近年来国内外对炎性介质、细胞因子等的深入研究,已证明SAP早期由于机体受到各种物理、化学、感染等损害的侵袭,引起机体的应激反应,表现出超强的全身炎症反应综合征,进而造成全身多器官功能障碍乃至衰竭。介于上述的病理演变,在治疗上已逐步认识到了对SAP急性反应期行手术治疗只会加重对机体的打击,加重急性全身炎症的反应,增加手术死亡率,故应采取积极的非手术治疗。包括:①积极体液复苏;②抑制胰腺的分泌;③改善胰腺的微循环;④肠道细菌移位的防治;⑤多器官功能损伤的防治。

有学者总结报道了SAP在第一阶段(1980~1990年)以早期手术为主,占77.59%,而病死率为40.52%。第二阶段(1990~1993年)以早期非手术治疗为主(有并发症除外),占54.55%,死亡率为17.17%。第三阶段(1994~1998年)以非手术治疗为主,占29.55%,而死亡率为11.36%。由此可见SAP早期应以非手术治疗为主。后期的残余感染由于全身反应得到纠正,病情稳定,感染局限,则只需清除感染灶,充分胰周引流即可治愈,从而使SAP的病死率显著降低。因此SAP早期阶段即急性反应期的手术指征,多数学者认为仅限于:①不能排除其他原因所致的急腹症病人;②经积极的内外科保守治疗,病情仍不断加重,且B超、CT等提示胰周渗出的范围仍不断扩大;③合并胃肠穿孔等并发症。后期即残余感染期手术指征的重要一点是:腹部B超及CT证实胰周残余感染或脓肿,必要时可在B超或CT引导下行腹腔穿刺。

二、SAP手术方式的演化

SAP的并发症多且死亡率高,治疗的方法及效果一直是人们的关注焦点。1883年Senn首先提出手术治疗急性胰腺炎,1889年Friz描述了急性胰腺炎的临床表现和病理改变,之后SAP的手术方式不断地发展完善。1901年Opie提出"共同通道学说",认为60%的人胆道与胰管的开口为共同通道。由于共同通道的存在,腹壶部的梗阻使胆汁反流到胰管,引起胆源性胰腺炎,这就是著名的共同通道理论。从此拉开了对胆胰合流部的解剖进行研究的序幕。无论哪种胰腺炎(国内因暴饮暴食引起多见),发作均造成胰腺水肿,胰管受压,导致胰液排泄障碍,胆汁反流。通过"三造口"手术,减轻消化液对胰腺的刺激,同时引流胆汁，因此"三造口"被认为用于治疗 SAP，是有一定疗效的。胃、胆、空肠三造口术在 SAP 治疗中已为国内多数学者推崇。

近 20 年来，人们认识到 SAP 时存在着胰腺微循环障碍，因此有学者试图通过松解胰腺被膜，降低胰腺细胞组织水肿所受之高压以改善胰腺的微循环，使部分病损的胰腺组织细胞逆转，从而缓解或减轻病程的进展，以降低早期病死率。由于 SAP 的病理过程是渐进性的，无论何时或何种手术均不能改变其病理过程，完全避免二次手术较为困难。日本学者总结了 1991~1994 年日本全国 SAP 病例，1/3 的病人需要再次手术，再手术死亡率为 35.3%。因此部分 SAP 病人在整个治疗过程中需要多次手术清创引流。Bolooki 首次提出开放引流术。国内学者吴敦于 1986 年首先采用"网膜囊蝶型开放术"，此术式解决了胰腺坏死后需多次手术清除坏死灶的问题，符合胰腺病变发展的规律，是较为合理的手术方法。针对网膜囊开放式蝶形引流术的缺点，彭淑牖 1987 年开始采用封闭式网膜囊造袋术，Pecterzoli 认为封闭式引流术的手术并发症明显低于开放引流术。张肇达等在国内首创经左后上腰腹膜后引流术（后腰引流术），手术分腹部和腰部两部分操作，腰部切口敞开不缝合。近年来许多学者主张开展经皮穿刺引流术取得了明显的效果。

手术治疗重症急性胰腺炎已取得了可喜的效果，虽然手术方式不断改进，但尚难确定哪种手术更为合理，要根据具体的手术时机、病变程度和全身情况而定。笔者于 1986 年曾为 1 例 28 岁的男性，因腹痛、腹胀、恶心呕吐 2 小时入院，按急性绞窄性肠梗阻急症手术，术中发现腹腔血性液 600ml+胰出血坏死，确诊为 SAP，即行胰腺被膜切开，胰周松解，清除坏死组织，胰床及周围置放多根多孔，腹腔引流管同时行胃造口及空肠置管备肠道营养用。术后出现双侧胸腔积液多达中等量及心包积液，经多次心包穿刺及胸腔穿抽积液及综合治疗后积液消失。腹腔感染积脓，经三次腹腔清除坏死组织，住院 3 个月后治愈出院，目前生存良好。如需早期手术应力求简单，可选创伤小的手术，并要保证灌洗引流的通畅，重点应放在呼吸、循环及肾功能上，并注意静脉或肠道营养。后期手术即在胰腺坏死范围内逐渐合并继发感染时，手术应以清除坏死组织为原则，并为再手术创造有利条件。

三、慢性胰腺炎的手术时机及方式

慢性胰腺炎是指腹痛反复发作，胰腺小叶四周和腺泡间发生广泛炎症和纤维化，并导致腺泡和胰岛不同程度的萎缩和破坏的渐进性、永久性损害的慢性疾病。有下列情况者即有手术治疗的指征：

（1）有顽固性腹痛，内科治疗无效而需要麻醉剂镇痛者。

（2）并发胰腺假性囊肿，其直径>6cm 者。

（3）发生胆总管下端梗阻，黄疸并胆道感染。

（4）发生十二指肠梗阻经保守治疗而症状无改善者。

（5）有胰源性胸水或腹水经保守治疗无效者。

（6）并发脾动脉假性动脉瘤，或脾静脉栓塞、左半侧门静脉高压致食管胃底静脉曲张，静脉破裂出血者。

【手术方式】

（1）主胰管空肠侧侧吻合术：主胰管呈串珠状扩张，直径 0.5cm，将扩张的主胰管纵行剖开，取净胰管内结石，行空肠 Roux-en-y 胰管侧侧吻合。

（2）切除部分胰头附加主胰管空肠侧侧吻合术（Frey 术式）：Frey 认为主胰管扩张的病例胰头部的病变较体尾部重，甚至有类似癌症的质硬包块，在纵行剖开主胰管行吻合前，先挖除胰头病变，送冰冻切片检查，排除癌肿。

（3）保留十二指肠的全胰头切除术：20 世纪 90 年代日本学者在 Beget 术式的基础上首创保留十二指肠的胰头全切除术。该手术的特点是为避免损伤十二指肠的血供，不按 Kocher 法游离十二指肠曲，切断结扎胰十二指肠前上动脉和前下动脉走向胰头的小分支,保留十二指肠的乏特(Vater)乳头和胆管,将门静脉-肠系膜上静脉右侧的胰头全部自十二指肠曲中摘除,最后行胰十二指肠端侧吻合。国内开展本术式不多。本法的主要操作要点见图 14-1。

(4)胰十二指肠切除术(保留幽门的 Whipple 术式,PPPD):临床症状符合慢性胰腺炎而胰头有质硬肿块,ERCP 提示胰头胆总管呈鼠尾状较长而光滑的狭窄,CA19-9 测定值正常,而仍不能完全排除胰头癌者,若术者经验丰富可行保留幽门的胰十二指肠切除术(笔者对无胰腺炎的早期胰头癌均采用此术式)。术中不宜用过多的时间去明确诊断,因为不论针刺或切割活检均有假阴性的可能;而行挖除活检万一为癌症则有癌症扩散的危险。有学者认为,今后是否用 Beger 或 Frey 术式取代 Whipple 术式治疗这类慢性胰腺炎尚需进一步研讨。

(5)胰腺假性囊肿:位于头颈部大的胰腺囊肿可压迫胆总管或十二指肠,治疗时可与就近的消化道吻合内引流(如囊肿空肠 Roux-en-y 吻合内引流),如减压后仍不能解除炎性纤维化所致的胆总管梗阻时,须用同一空肠襻引流胆总管近端,如主胰管因梗阻而破裂可使胰液外漏,若不局限可形成腹水、胸腔或纵隔积液,此种情况时仅行主胰管切开与空肠吻合引流可治愈胰瘘。假性囊肿也可压迫门静脉或脾静脉而形成左侧门静脉高压,仅有 15%-20% 发生食管胃底静脉曲张破裂出血,行脾切除可达到根治的效果。

四、胰十二直肠切除术

胰十二指肠切除术(PD)在 1921 年由 Kausch 所创,1935 年 Whipple 报告二期施行的 PD 后曾引起很多的医师参与技术改进,包括切除范围、吻合方式、是否加做胆囊切除术等,至 20 世纪 40 年代末已趋规范化,切除范围包括胆总管及胆囊、胰头、十二指肠、空肠起始段,部分胃及上述器官附近淋巴结做整块切除。此后的 PD 也称为 Whipple 手术。20 世纪 80 年代以前,PD 的手术死亡率高达 20%(10%~44%),而 5 年的生存率≤5%,上世纪 70 年代很多外科医生认为即使将切除胰癌改做短路手术,其疗效也比 PD 好,从而导致了 PD 的声誉不佳,内科医师反映转给外科做 PD 的手术病人常一去不回返,极少有 5 年随访时的幸存者。

20 世纪 80 年代后 PD 的手术死亡率已降至≤5%,而 5 年的生存率却上升至 20%。近年来,有报道手术死亡率≤2%,为此 PD 声誉大增,广泛开展,并随之出现很多概念的改变,Fortner 认为与 5 年生存率最有关系的是肿瘤的大小,≥2.5cm 直径者 5 年生存率为 33%,2.5~5.0cm 者为 12%,>5cm 者为 0。Sung 则认为最影响预后的因素为区域淋巴结受累数,1 个胰周淋巴结(+)无论是否加做化、放疗,其 5 年生存率均与淋巴结(-)者相等,而有 2 个以上区域淋巴结(+)者,无人能生存 5 年。20 多年来 PD 手术死亡率下降的原因很多,包括诊疗水平的提高、术前分期的改进、介入及放射治疗、ICU 改善、营养支持以及总体医疗水平的改进和提高等等。

PD 仍是腹部外科一种危险性大的手术,因需切除很多重要的器官,又必须妥善保护与其连接或邻近的组织结构,不仅要求技术熟练,而且要有智慧与决策能力,以便在危险与利益的衡量中能做出决策。目前有学者采用腹腔镜做 PD,并做了对比探讨,多数学者认为并无明显的优越性,因其胃肠道重建的并发症已超过了手术微创所带来的获益,且此术的根治性也值得怀疑。探讨这些术式的选择及其变化的原因,反应了 PD 的最新研究成果。通过对目前手术研究领域中一些变化的研究,对于展望未来的治疗前景有积极的意义。

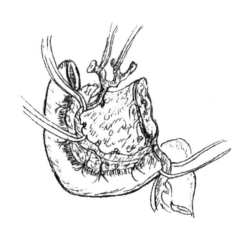

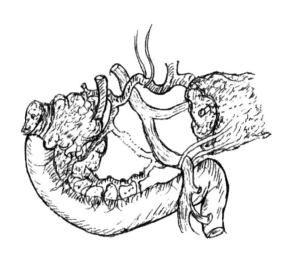

A. 将起源于胰十二指肠前上和前下动脉走向胰头的分支逐一结扎至乳头,保留走向十二指肠的小分支

B.沿着胆总管前壁将胰动脉与组织解剖分离,只保留供应胆管侧的胰十二指肠后上动脉,并保留胰腺后被膜

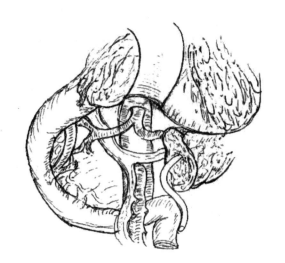

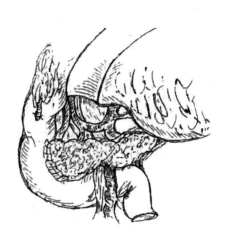

C.切除胰头,胰管内置放导管

D.胰腺残端与十二指肠降段端侧吻合

图 14-1　保留十二指肠的胰头全切除术式

第*15*章 胰腺外科解剖

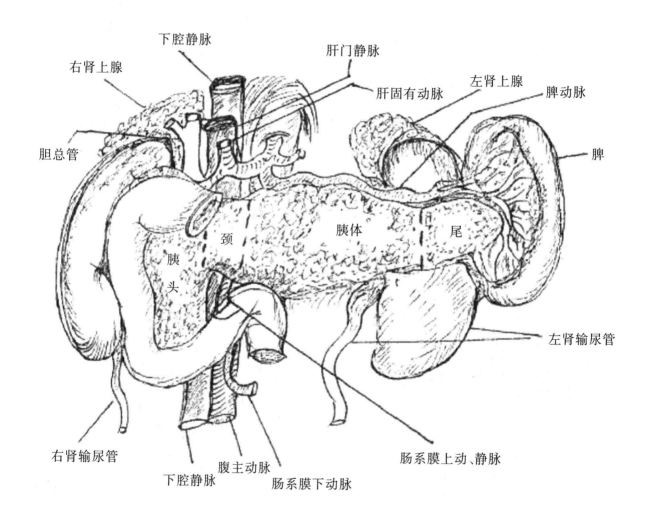

下腔静脉

右肾上腺

肝门静脉

肝固有动脉

左肾上腺

脾动脉

胆总管

脾

颈

胰体

尾

胰头

左肾输尿管

右肾输尿管

下腔静脉

腹主动脉

肠系膜下动脉

肠系膜上动、静脉

图 15-1 胰的分部和毗邻

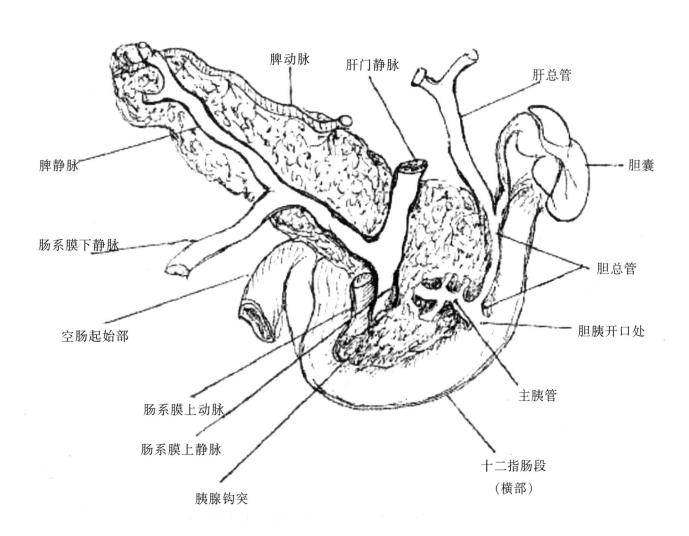

脾动脉

肝门静脉

肝总管

脾静脉

胆囊

肠系膜下静脉

胆总管

空肠起始部

胆胰开口处

肠系膜上动脉

主胰管

肠系膜上静脉

十二指肠段

胰腺钩突

（横部）

图 15-2　胰腺的后面观

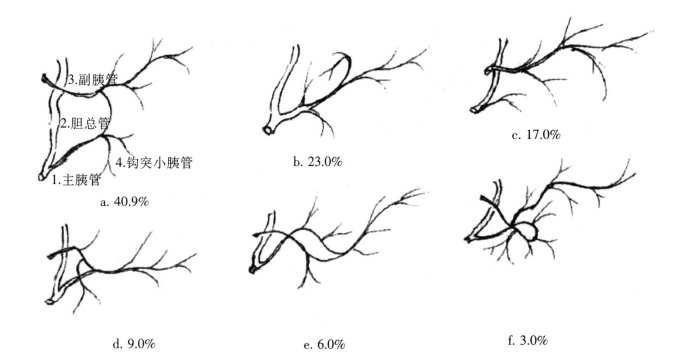

3.副胰管

2.胆总管

4.钩突小胰管

1.主胰管

a. 40.9%

b. 23.0%

c. 17.0%

d. 9.0%

e. 6.0%

f. 3.0%

图 15-3　胰管的类型(解剖学 100 例分析)

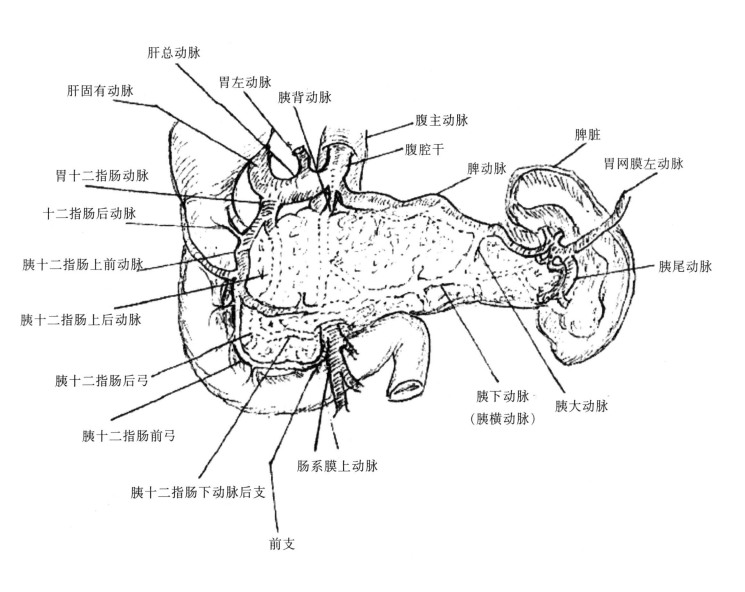

肝总动脉
胃左动脉
胰背动脉
腹主动脉
腹腔干
脾动脉
脾脏
胃网膜左动脉
肝固有动脉
胃十二指肠动脉
十二指肠后动脉
胰十二指肠上前动脉
胰十二指肠上后动脉
胰尾动脉
胰十二指肠后弓
胰十二指肠前弓
胰下动脉
（胰横动脉）
胰大动脉
肠系膜上动脉
胰十二指肠下动脉后支
前支

图 15-4　胰腺的动脉

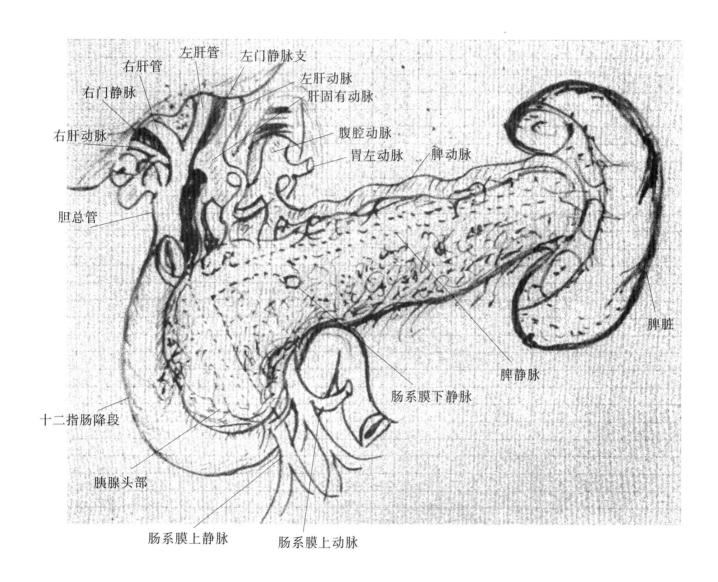

图 15-5　胰十二指肠与肝门部血管、胆管、脾的毗邻关系

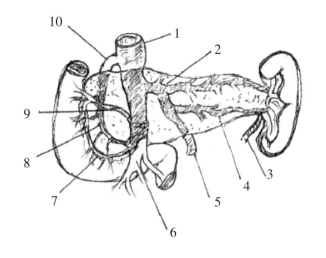

1.门静脉　2.脾静脉

3.胃网膜左静脉　4.胰下静脉(膜横静脉)

5.肠系膜下静脉　6.肠系膜上静脉

7.胰十二指肠前下静脉

8.胰十二指肠后下静脉

9.胰十二指肠前上静脉

10.胰十二指肠后上静脉

图 15-6　胰腺的静脉引流

1.幽门下淋巴结

2.肝淋巴结

3.右胰上淋巴结

4.腹腔淋巴结

5.胃小弯淋巴结

6.左胰上淋巴结

7.脾门淋巴结

8.胰下淋巴结

9.肠系膜上淋巴结

10.横结肠系膜淋巴结

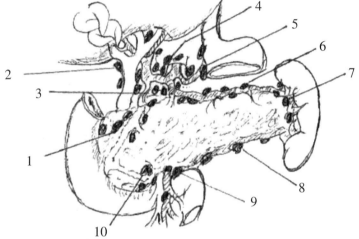

图 15-7　胰腺淋巴引流(前面观)

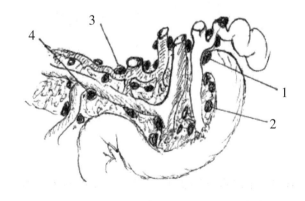

1.肝淋巴结

2.胰后淋巴结

3.腹腔淋巴结

4.肠系膜上淋巴结

图 15-8　胰腺淋巴引流(背面观)

第*16*章 胰腺手术

一、胰腺外伤手术

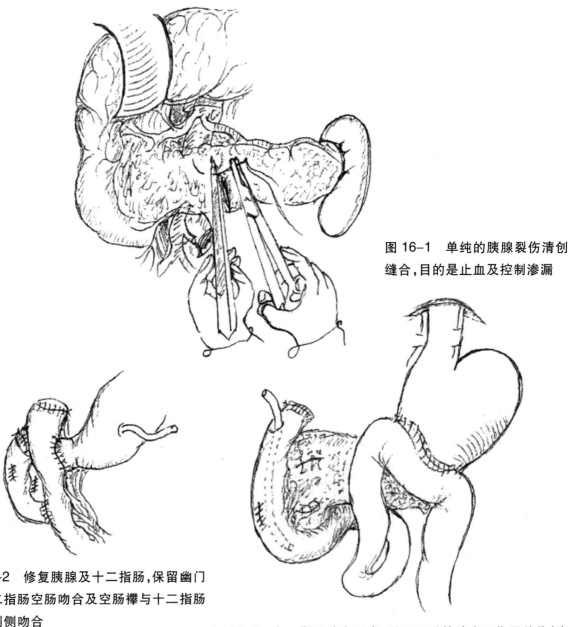

图 16-1 单纯的胰腺裂伤清创缝合,目的是止血及控制渗漏

图 16-2 修复胰腺及十二指肠,保留幽门的十二指肠空肠吻合及空肠襻与十二指肠横部侧侧吻合

图 16-3 十二指肠憩室手术,适于严重的胰十二指肠外伤(胰头)
包括①胃部分切除胃空肠吻合
②迷走神经干切断
③修补胰头及十二指肠的破口
④十二指肠造口

二、急性坏死性胰腺炎手术

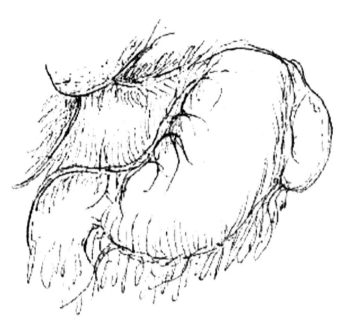

A.游离胃结肠韧带

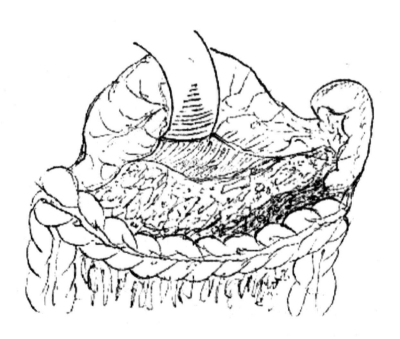

B.吸净渗液,分离胃结肠韧带,以显露
出胰腺,清除坏死灶,吸净渗出液

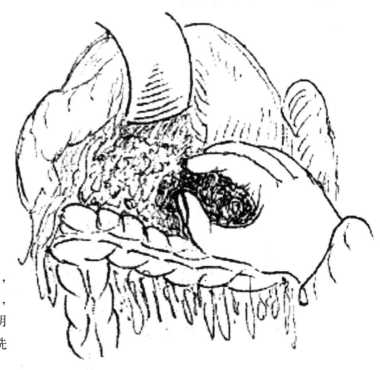

C. 用手指捏法清除胰腺组织,清除坏死组织无须十分彻底,切忌锐性或试图完全清除,明智的做法是任其自行脱落冲洗排出,引流通畅彻底。

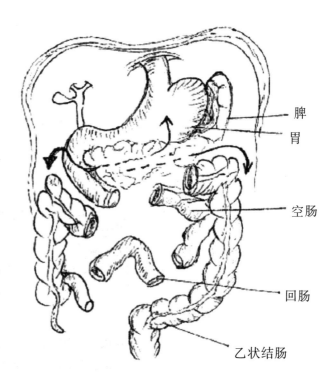

脾

胃

空肠

回肠

乙状结肠

D.胰腺坏死,渗液的流向,特别注意肾周围及两侧结肠后间隙的探查和清除。

图 16-4　坏死性胰腺炎手术示意图

三、胰腺假性囊肿手术

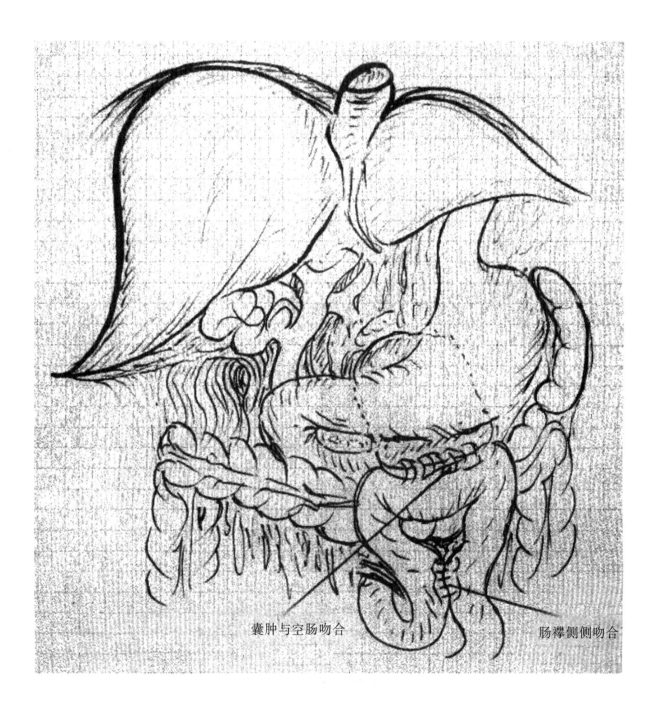

囊肿与空肠吻合　　　　　　　　　　　　　　　　　　　肠襻侧侧吻合

图 16-5　胰腺囊肿与空肠结肠前襻氏吻合术式

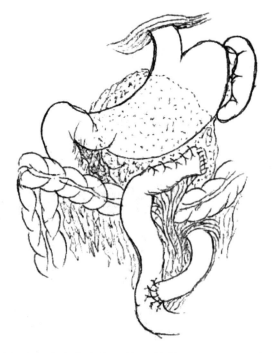

图 16-6　胰腺囊肿空肠结肠前 Roux-en-y 吻合术

适于巨大的假性囊肿,无感染,无出血,尽可能施行
结肠后吻合,以便内引流彻底。

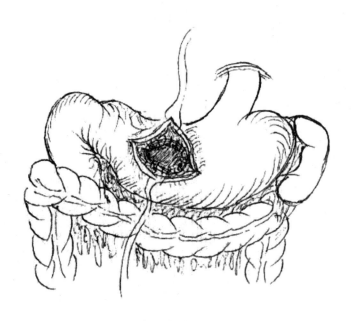

图 16-7　胰腺囊肿胃后壁吻合术

适于向胃小弯突出的小网膜假性囊肿,胃后壁是囊壁
的一部分。或囊肿不向胃结肠韧带或横结肠系膜处突
出,并且该处因粘连等导致解剖不清。

四、胰管空肠吻合术

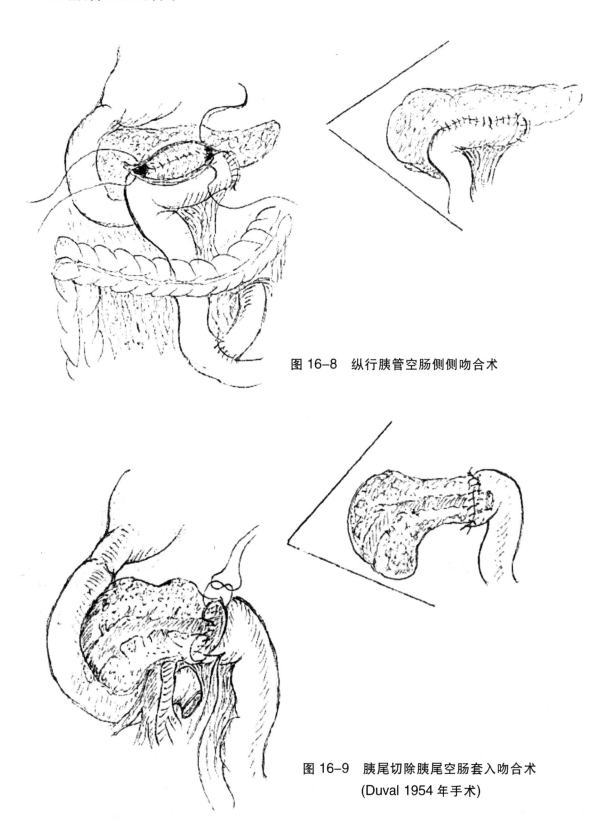

图 16-8　纵行胰管空肠侧侧吻合术

图 16-9　胰尾切除胰尾空肠套入吻合术
(Duval 1954 年手术)

五、胰十二指肠切除术

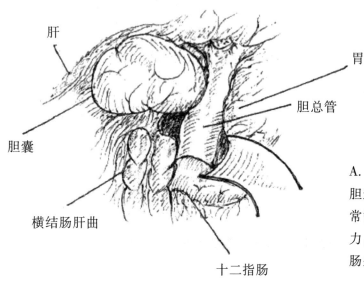

肝

胃

胆总管

胆囊

横结肠肝曲

十二指肠

A. 腹部肋下切口显露壶腹部癌致肝外胆道高度扩张及其与邻近脏器的关系。常需要在胆囊底部穿刺抽吸以降低张力,有利探查的进行。继而切开十二指肠外侧腹膜,即 Kocher 手法。

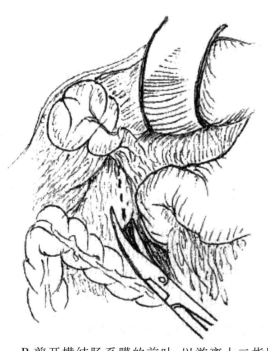

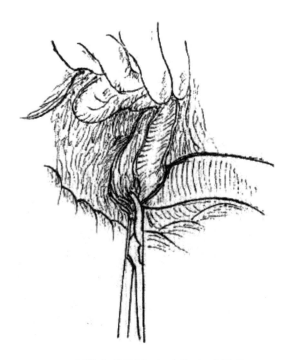

B.剪开横结肠系膜的前叶,以游离十二指肠、胰腺、后腹膜等。即可用 Kocher 手法探查胰腺的后方。

C.游离范围向左达腹主动脉的前方,十二指肠的第 3 段等。

图 16-10 胰十二指肠切除术(Whipple 手术)

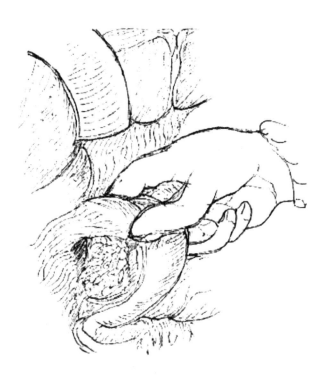

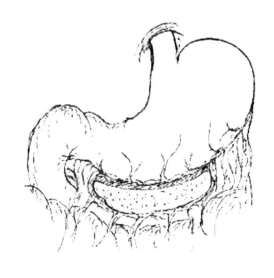

B.在横结肠上缘剪开大网膜，
在横结肠的附着或切开胃结
肠韧带，打开小网膜囊，显露
胰腺前面及其与肿块关系。

A. 十二指肠及胰头游离后，
将其置放术野的浅部，以便
进一步的手术操作。

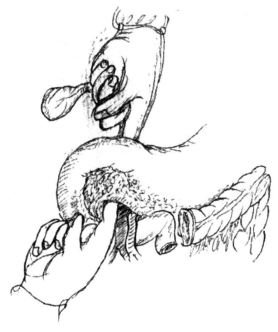

C.胰腺颈部背面与门静脉之间，
一般无血管支沟通，故易分离，
直至手指能从门静脉前方伸至
胰腺的上缘，说明门静脉未受肿
瘤侵犯。

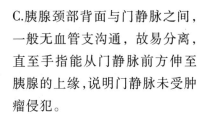

图 16-11　游离胰腺颈部

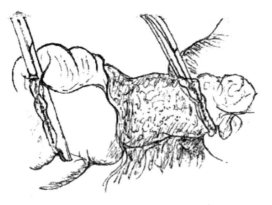

A.将胃断端小弯侧缝合关闭,行胃空肠吻合;胃的远端侧向右侧翻转,继而切断胃左右血管及小网膜。

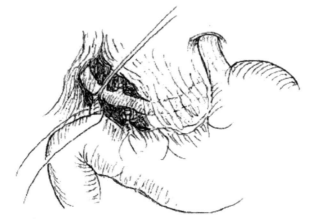

B.将肝总动脉向上拉起,便可分离出胃十二指肠动脉,双重结扎切断加缝扎,以防手术操作时滑脱出血。

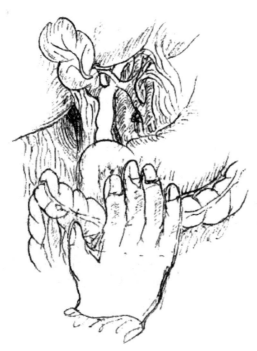

C. 最好用4-0的血管缝线缝合关闭胃十二指肠动脉的残端较为安全,并在术毕时用大网膜将动脉的断端与胰腺断端及胆肠吻合口隔开,以减少继发出血的机会。

图 16-12　游离胃十二指肠

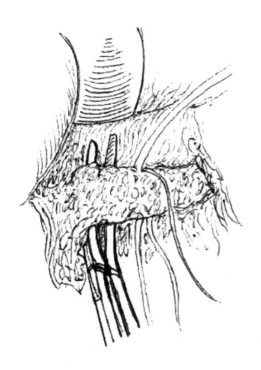

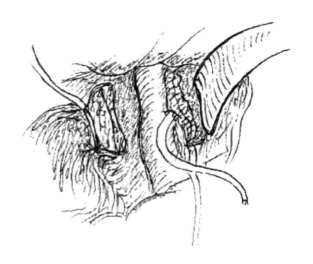

B.完全切断胰腺后向胰管远端放一根硅胶管，断后缝扎止血,间断缝合对拢切缘。

A.在肠系膜上静脉的左侧胰腺上下缘各缝一中号丝线结扎,做止血牵引用,在胰颈背面引过一根粗丝线向胰头方向结扎,以控制胰腺切断时来自胰头的出血。

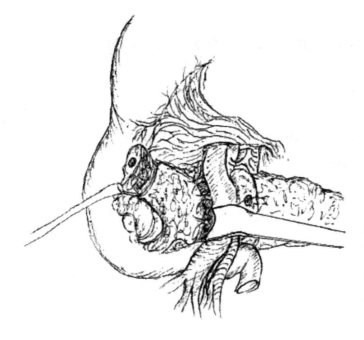

C.将胰头向右侧翻起,处理结扎切断门静脉和肠系膜的小分支,处理完毕后，门静脉和肠系膜上静脉便可与胰头及其钩突部分离。

图 16-13　离断胰腺

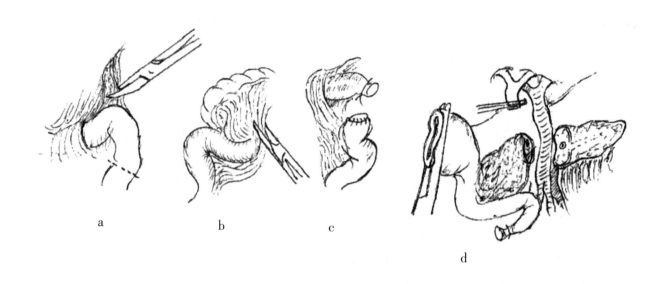

a　　　　　b　　　　　c

d

图 16-14　游离空肠近端，移除胰头、胃窦部及十二指肠和空肠起始部

注：提起横结肠，找出空肠上段，剪开 Treitz 韧带，游离近端空肠，
在距 Treitz 韧带 10~15cm 处切断空肠，远端缝闭，近端结扎，从小
肠系膜的后方拉至右侧。

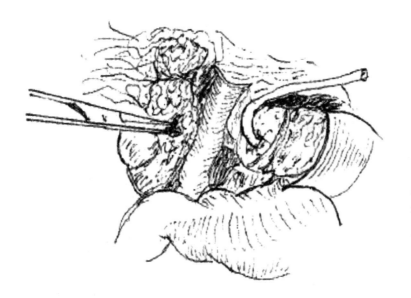

A.逐一分离、结扎、切断一些
引流静脉支之后将门静脉
与胰头钩突部分离开。

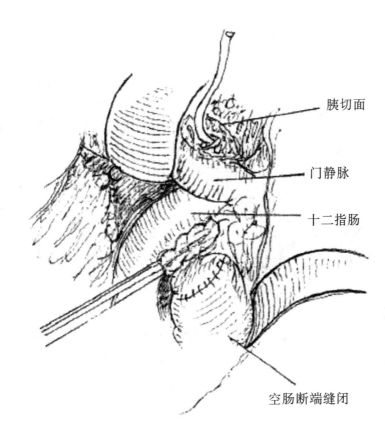

胰切面

门静脉

十二指肠

空肠断端缝闭

B.切断之空肠远端缝合关闭,回
纳至左上腹,近端空肠和十二指
肠用于牵引,以便近一步分离和
切断钩突和十二指肠系膜。

图 16-15　缝闭空肠远端

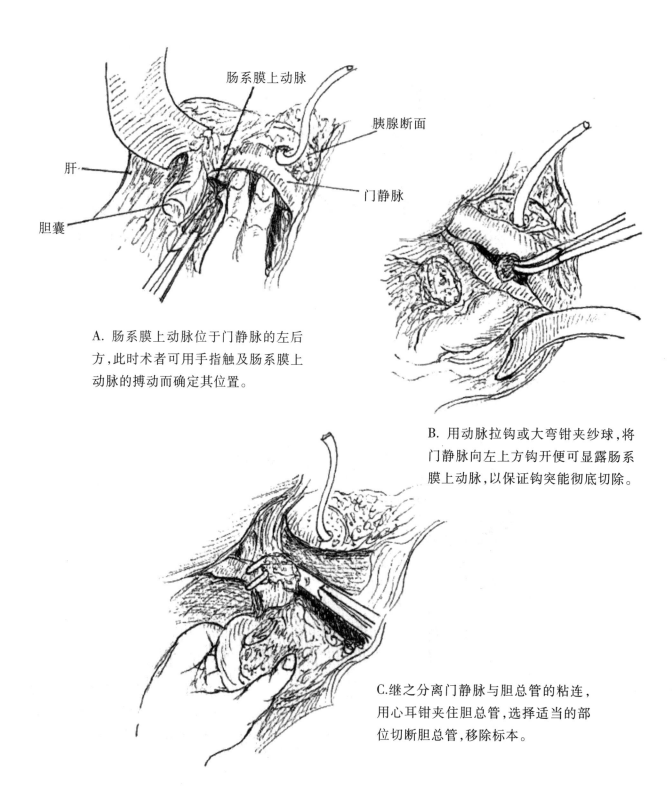

A. 肠系膜上动脉位于门静脉的左后方,此时术者可用手指触及肠系膜上动脉的搏动而确定其位置。

B. 用动脉拉钩或大弯钳夹纱球,将门静脉向左上方钩开便可显露肠系膜上动脉,以保证钩突能彻底切除。

C.继之分离门静脉与胆总管的粘连,用心耳钳夹住胆总管,选择适当的部位切断胆总管,移除标本。

图 16-16 分离胆总管与门静脉的粘连

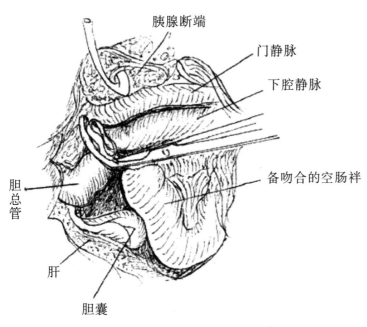

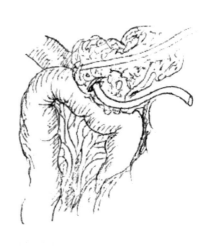

胰腺断端

门静脉

下腔静脉

备吻合的空肠袢

胆总管

肝

胆囊

A. 备吻合的空肠袢经结肠后无血管区拉至右上腹准备先与胰胆管吻合,注意避免肠袢无张力,门静脉前壁与胰腺断端分离达 3cm 左右以利吻合进行。

B.提起胰腺断端的牵引线及胰腺,将胰腺后包膜与空肠襻的对肠系膜缘缝合靠拢。

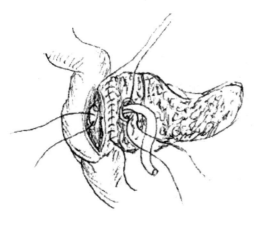

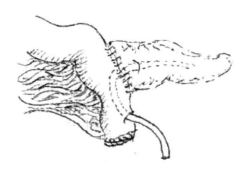

C.胰后缘与肠浆膜间断缝合,胰管与空肠后壁黏膜相应部位缝 3 针,置入支撑管引流。

D. 然后以 3 根缝线继续缝合胰管与空肠前壁,前壁浆肌层间断包埋缝合。

图 16-17　备空肠与胰腺断端吻合

115

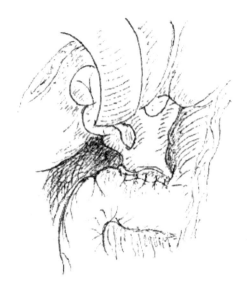

图 16-18　胆管空肠吻合术
(端侧吻合)

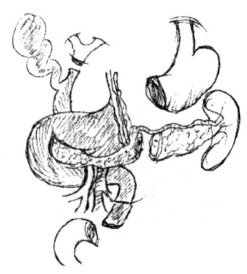

图 16-19　胰十二指肠范围
(典型的 Whipple 手术)

注:包括胃的远端、胆囊、胆总管
(有时亦可保留胆囊)、全部十二
指肠及空肠上端 10~15cm。

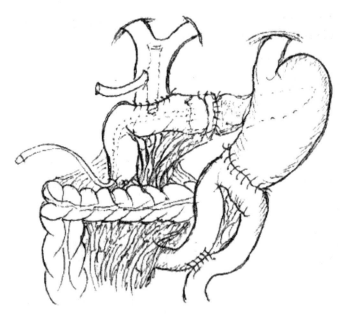

图 16-20　常用的胰十二指肠切除术消化道重建方式

注:典型的 Whipple 胰十二指肠切除术消化道重建的方式各有不同。笔者无论行该
术式及 Child 法手术均要做空肠与空肠(输入出祥)的一侧侧吻合,以减少残胃空肠
吻合的并发症,这些年提倡捆绑式吻合术(本术式应该说是综合利用)。

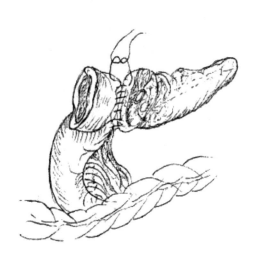

A.胰断端空肠吻合

　(先缝后壁浆肌层)

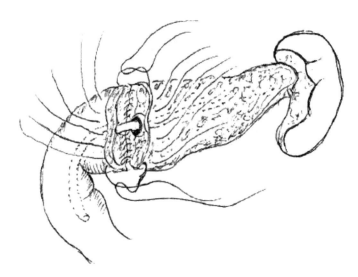

B.胰腺空肠后壁吻合后置

　入适当的支撑引流管后,

　继续吻合(缝合前层)。

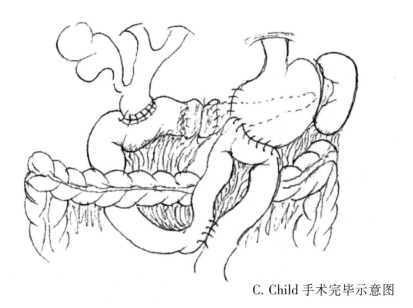

C. Child 手术完毕示意图

图 16-21　Child 手术

(笔者常用的空肠与空肠侧侧吻合,即多一吻合口,方能减轻或避免胃
肠吻合后的并发症)。该术式实际是捆绑式的 Child 手术式。

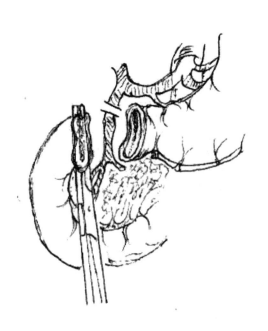

A. 切断十二指肠及其动脉的位置

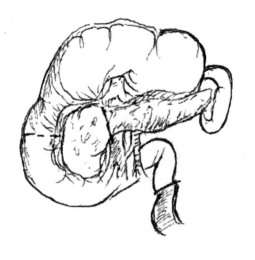

B. 保留幽门的胰十二指肠切
除术的切除范围

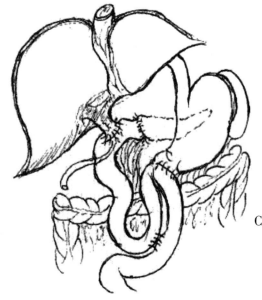

C. 保留幽门的胰十二指肠切除的消
化道重建（空肠与空肠多个吻合
口是笔者惯用法）。术中胰肠吻合
尽可能实行捆绑式法。

图 16-22　保留胃幽门的胰十二指肠切除术

脾 脏 编

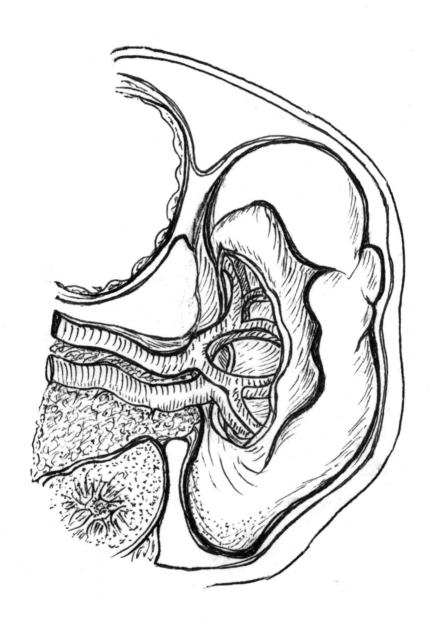

第*17*章 脾脏手术与进展

脾脏位于左上腹,从外观上看,是一浑然一体的实质性器官,质地脆弱,易因胸、腹部损伤而致破裂,发生腹腔内大出血,是腹部外科中需要手术处理的问题。传统的脾切除术是全脾切除,后来逐步认识到脾脏是一分段性的器官,同时又是重要的免疫器官。儿童期全脾切除后,全身抵抗力降低,容易发生暴发性细菌感染,病死率高。儿童期全脾切除术后风险感染(everwheemingpost-splenectomyinfection,OPSI)最常发生于 2 岁左右,50%以上的致病菌为肺炎球菌。成年人脾切除术后 OPSI 并不确切,但一般都有细菌感染率升高。由于注意到脾脏在机体防卫机制中的重要地位,故兴起了脾部分切除术和保脾手术,在成年人中其效果还有待观察及证实。

脾脏外科当前已不单是脾切除术,而是较多地把注意力放在保存脾脏上。在影像诊断技术发展的情况下,手术前可大致判定脾脏损伤的程度和特点,在血流动力学趋于稳定的情况下,采取保守性治疗已有不少的文献报道。在儿童病人保存脾脏或部分脾切除术以代替传统的全脾切除术实属重要,在成年人的脾外伤性破裂的情况下,采用"保脾"还是"切脾",在没有取得一致意见的情况下,重要的是"救命"第一,"保脾"第二,因为成年人外伤性脾切除术后发生 OPSI 的危险是很小的。

随着脾脏外科的发展,人们已认识到脾脏并非是可随意切除的器官,因其有着多种重要功能,这也是开展脾保留性手术的理论基础。近年来,针对外伤性脾破裂,并逐渐延伸到门静脉高压症、某些血液病、早期胃癌、结肠脾曲肿瘤等的保脾手术开展了大量的研究。

关于腹腔镜脾切除术,1991 年 Delatire 首先报告 1 例,我国 1994 年起已有开展此类手术的报道。适应证主要是血液病需行脾切除的病人、脾脏良性肿瘤和外伤性脾破裂病人。腹腔镜脾切除最危险的并发症是大出血,一旦发生应果断行开腹手术。勿庸置疑,随着技术水平的提高和临床经验的积累,腹腔镜切除脾脏是一种有前途的新方法。

在外科手术学教材和有关手术学的章节中,都强调脾切除术时预防手术出血的各项细节及步骤或要点。巨脾切除术的难点是在分离脾上极和其后方,在腹部切口手术时,很难做到直视下处理。有学者采用胸腹联合切口处理脾脏上极甚为有利,即可在直视应对各种困难的情况,有其使用价值。在一般情况下我们选用肋下切口,首先结扎脾动脉,可使脾脏缩小、变软、减少游离脾脏时的出血。但结扎脾动脉亦常是脾切除术的难点之一,注意要点是不能靠近脾门,因该处脾动脉多已分支,并且与脾静脉分支甚为贴近,易出血而且结扎不完全,一般是在胰上缘结扎脾动脉,术者手指触到脾动脉后,切开胰腺上缘之后的后腹膜脾及动脉外膜后进行分离,在结扎之前,应试行阻断,以避免误扎过于靠近胰头的肝动脉(误认为脾动脉)。因此,阻断后脾动脉的搏动消失,脾脏充血减轻,变小变软。有的脾动脉位于胰腺的背部,需将胰腺上缘翻开,遇到这类情况,处理脾动脉困难增大时,应放弃结扎脾动脉,切开胰腺下缘腹膜后,游离胰后间隙,穿过一细导尿管,以便万一切脾过程中发生出血时可阻断脾蒂。必要时,经胸腹联合切口手术,可直视下行脾脏分离,不需预先结扎脾动脉(图 17-1)。

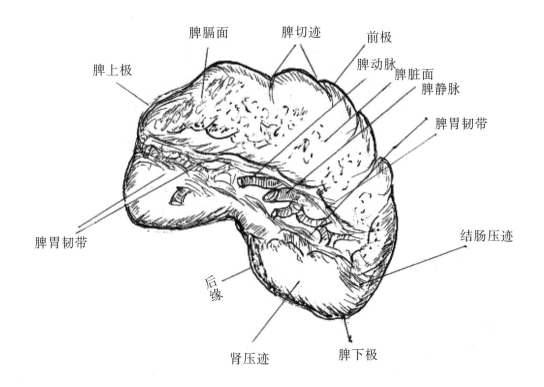

脾膈面　　脾切迹　　前极
脾上极　　　　　　　脾动脉　脾脏面
　　　　　　　　　　　　　脾静脉
　　　　　　　　　　　　　脾胃韧带
脾胃韧带
　　　　　　　　　　　　　结肠压迹
后缘
肾压迹　　脾下极

图 17-1　脾脏解剖外表

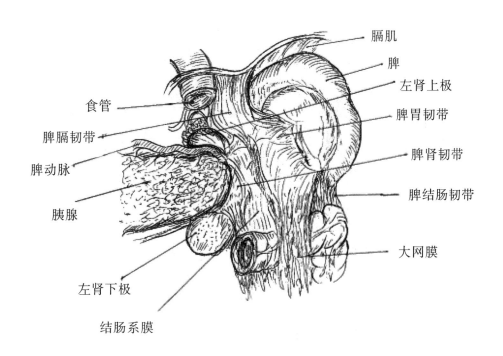

　　　　　　　　　膈肌
　　　　　　　　　脾
　　　　　　　　　左肾上极
食管　　　　　　　脾胃韧带
脾膈韧带
脾动脉　　　　　　脾肾韧带
　　　　　　　　　脾结肠韧带
胰腺
　　　　　　　　　大网膜
左肾下极
结肠系膜

图 17-2　脾的毗邻与附着韧带

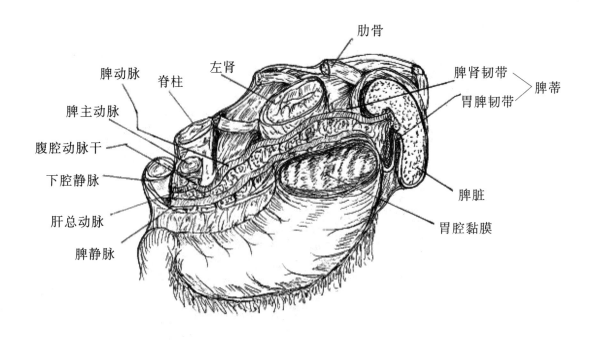

图 17-3　脾蒂的解剖与毗邻

　　巨脾切除术目前已不多见,但减少脾切除术后并发症仍是重要的,特别是肝硬化门静脉高压的手术后并发症较多,主要是术后出现脾热、膈下感染,极少数病人可出现肠系膜上静脉栓塞。脾切除术后脾静脉和门静脉血栓形成并不少见,但几乎都属慢性过程。脾切除术左膈下置放引流物能否引起膈下感染或减少膈下积液与后期感染的问题有争议,应根据个体情况结合施术者的经验,通常都应以引流为好,在没有特殊情况下,应在 72 小时内拔出引流物。

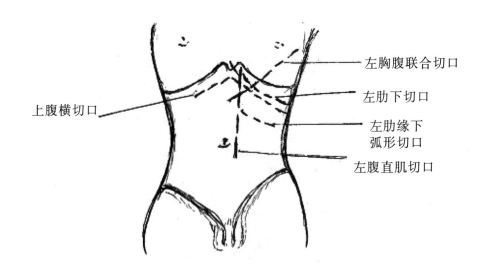

图 17-4　脾切除手术的切口选择

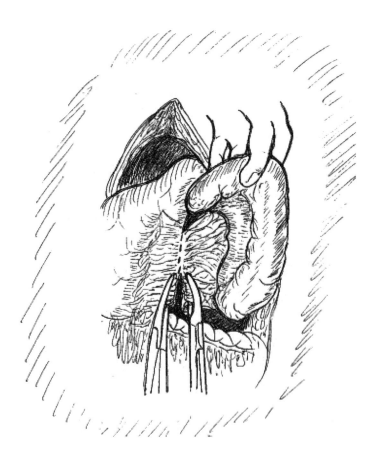

图 17-5　经腹脾切除术切断脾胃韧带

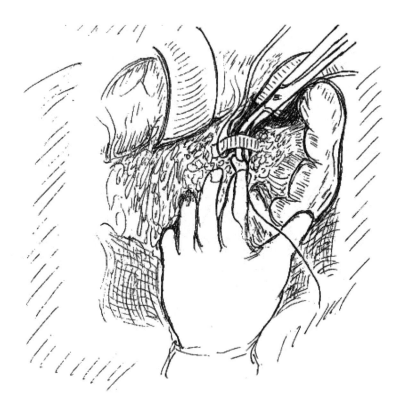

图 17-6　直角钳分离出脾动脉、钳持带线结扎

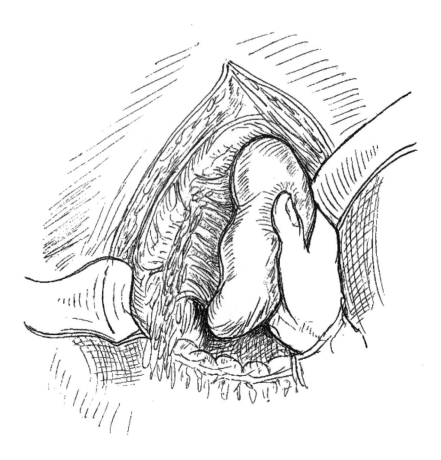

图 17-7　将脾下极充分游离后,术者右手将脾外下方翻向内前方,以充分显露脾肾韧带

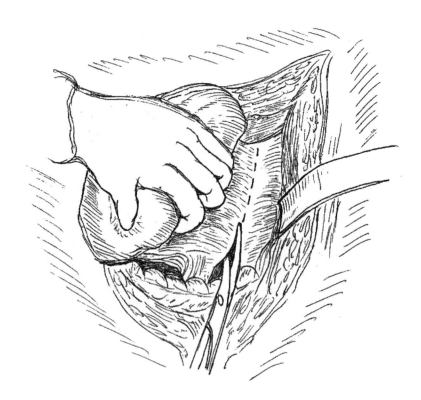

图 17-8　脾肾韧带粘连轻,可钝性分离。如粘连重,即锐性剪开,结扎侧支血管

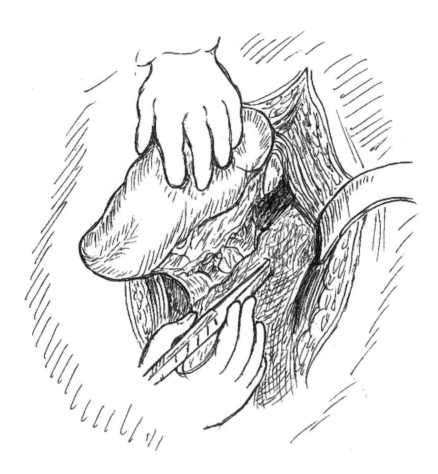

图 17-9　向右翻起脾脏,填塞热盐水纱垫

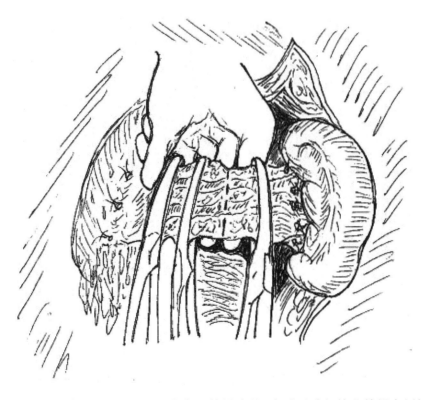

图 17-10　将胰尾从脾蒂分开后,用 3 把大弯血管钳夹住,在贴近脾门的血管钳内侧切断并移除脾脏

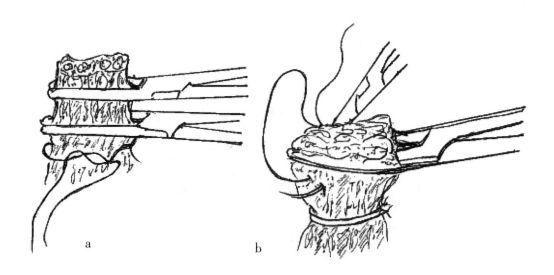

图 17-11　a. 10 号丝线结扎脾蒂　b. 7 号丝线贯穿缝扎

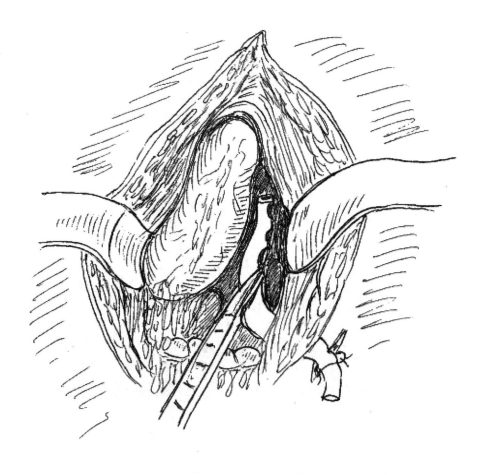

图 17-12　脾切除术,膈下置放引流管,另切小口引出固定

【注意事项】

(1)肝硬化所引起的充血性脾肿大,有时脾切除的效果不是很好,若病人已有食管下端静脉曲张或上消化道出血史,肝功能代偿较好,同时应考虑选择门体静脉分流术。

(2)在腹腔探查时,应结合具体情况全面分析来选择术式。

(3)手术时尽可能先结扎脾动脉,有利脾切除术显露、操作,起到自身输血的作用以及减少游离脾脏时的出血等。

(4)若脾脏与膈肌及后腹膜粘连较重,单纯经腹腔处理困难时,应延长切口至左8~9肋进入胸腔,有利操作。

(5)处理脾蒂时,不宜过度牵拉,以避免较薄的脾静脉破裂大出血。

(6)对于原发性血小板减少性紫癜、先天性溶血性贫血等病人,应注意将副脾切除,否则可能复发。

第18章 脾脏外伤手术的进展

　　脾脏是人体较大的储备器官,质地脆软,尽管脾的周边有多个韧带将其固定在左季肋部后外侧,受到肋骨的保护,但在外力作用下,易受到损伤而破裂造成大出血。脾损伤是腹部闭合性损伤最常见的并发症,占腹内实质性脏器损伤的首位,若未得到及时和正确的处理,可以导致损伤性死亡。由于既往对脾功能的认识不够,采用非手术疗法治疗脾损伤的死亡率极高,而及时手术切除脾脏有较多存活的机会,所以近100多年来,不管脾损伤的程度如何,原则上都行脾切除术。尽管Morris等于1919年曾报告过切脾者临床上易感性增加,但当时未能引起同道们的重视。1952年King等报告5例儿童切脾后并发凶险性感染(OPSI),其中2例救治无效死亡,其后的研究表明了脾切除者OPSI的发生率为正常人的50~200倍,死亡率高达50%以上,从此人们才重视了脾功能的深入研究。近40年来,国内外学者们对脾损伤的保脾手术进行了较广的应用研究。

　　1985年Douloukian报告了5个医院儿童脾损伤采用非手术疗法成功近200例,有学者认为儿童脾损伤有70%的病例能保守治愈;Tom等报告成人脾破裂采用非手术治疗9例,占脾损伤病例的36%,中转手术2例。同期国内有学者报告脾损伤采用非手术方法治愈率达50%以上。由于脾内血小板含量占全身血小板的1/3,脾血自凝能力很强,所以单纯的脾损伤经过相应的处理后,若血液动力学稳定,估计伤情较轻,属于脾裂伤浅表者,可先行非手术疗法,但基于"保命第一"、"保脾第二"的原则,应严密动态观察伤情的变化,随时准备中转开腹手术,以免因大出血延误时机而造成灾难性的恶果。

一、常用的脾手术方法

1.脾动脉结扎术
　　主要适于脾损伤的创面有活动出血,采用压迫及综合止血无效,包膜下有血肿或广泛挫伤等。

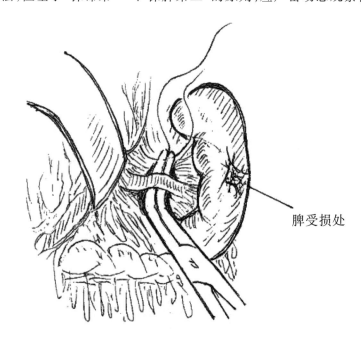

脾受损处

图18-1　游离脾动脉并带线

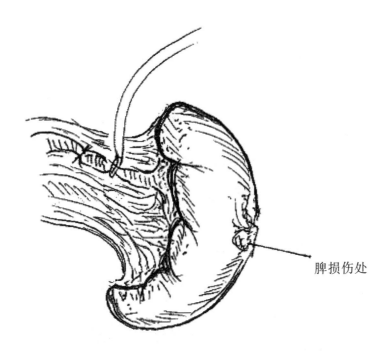

脾损伤处

图 18-2　带 7 号丝线双重结扎

2.脾修补术

单纯的轻度外伤性脾破裂,尤其是儿童,当生命体征正常时,在严密的观察下进行谨慎的保守治疗,一部分病例可获得痊愈。主要适于远离脾门的、浅表的、2 处左右的脾裂伤,且不合并其他脏器破损,生命体征平稳者。

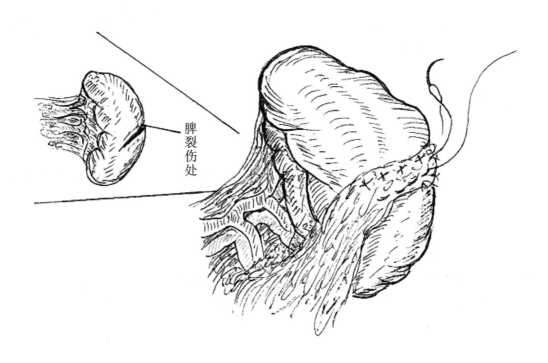

脾裂伤处

图 18-3　脾修补术,网膜覆盖固定

3.脾部分切除术

适于脾脏严重的横型裂伤,未伤及脾下极或上极的粉碎破裂,另外良性的脾肿瘤也可选择应用。保留脾手术的残面不低于40%为佳。注意正确选择术式和术后严密观察与及时的果断处理。

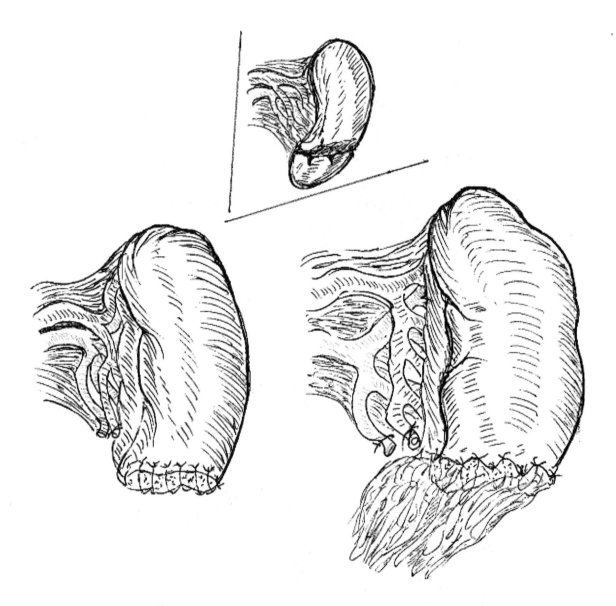

图 18-4 结扎脾损部位的血供，断面
用丝线垂直褥式缝扎　　图 18-5 用网膜覆盖断面,细丝线缝合固定

4.脾切除的自体脾移植

临床上已开展了多种保脾技术,因此全脾切除的病例已逐年减少,全脾切除的手术指征也相对地从严掌握,而且即使做了全脾切除术,除脾损伤伴有多器官功能衰竭、生命垂危者外,在条件许可的情况下,都应考虑自体脾移植术。

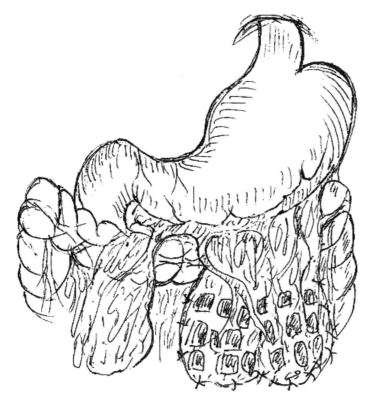

图 18-6　制作脾块,去除脾被膜和创面上的碎块,选择好健康的脾髓质,用刀片制成 1cm×1cm×0.5cm 左右的等大脾块,先放在生理盐水中备用。移植脾块,将左侧的大部分网膜用于移植脾块。为使大网膜移向脾窝处时无张力,可将左侧网膜从横结肠向左游离 10cm 左右,展开网膜,将制作好的脾块移植到网膜上,用网膜包裹。植入在网膜上的脾块,只要健全,有 50 块左右即可,再用网膜包裹,缝合固定。

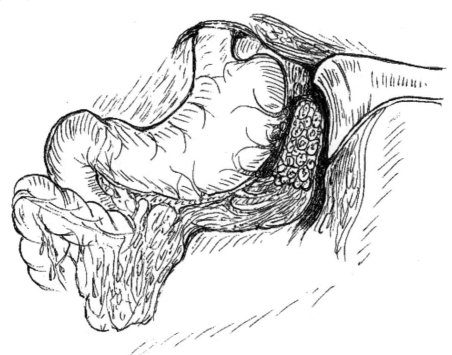

图 18-7　置入脾块时要注意,其间的距离在 0.3~0.5cm 为宜,以保持网膜小血管与脾块表面广泛的接触,使脾块坏死量最少。将包裹和固定的完整脾块放在脾窝处,用 4 号丝线固定在侧腹壁上,以防扭转或脱出。有学者报道应用以上方法获得满意疗效。

二、保脾技术及自体脾移植的评价

通过有关学者对脾脏的超微结构及脾功能的深入研究,采用保脾技术保脾功能的必要性和可行性已得到了临床的验证。非手术疗法保留脾脏和脾破裂的修补术,只要选择和处理得当,能在较短时间内完全恢复脾脏的正常功能。目前公认只要能保留正常的 1/4~1/3 以上的脾组织就能恢复全部的脾功能。网膜内自体脾小块移植,通过动物实验和临床应用证明能够存活。有争论的是自体脾移植能否恢复正常脾功能,对移植的方法、数量、移植的部位和移植物的存活及生长等也有争论。通常情况下的自体脾组织移植后 3 个月做核素锝扫描,移植脾块能够显像。有关文献报道和有关临床观察结果表明移植脾块不仅能够成活,而且有生长增大的现象,成人增长可达 2 年之久,儿童增长的时间更长。因此,在有关脾外科的学术会上,多数学者认为在无法保留损伤脾的情况下,采用自体脾脏移植术对病人是有益无害的,只要技术得当,实践证明能恢复脾脏的大部分功能。

门静脉高压症编

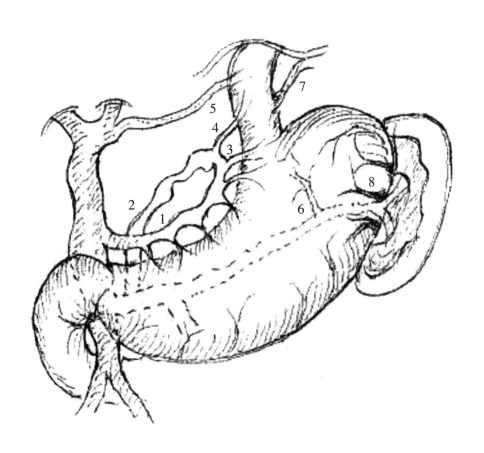

第*19*章 门静脉属支的局部解剖

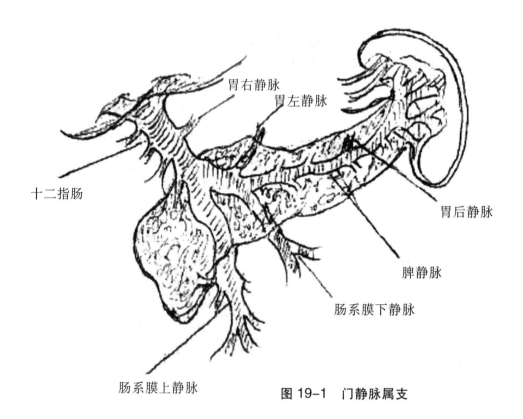

图 19-1 门静脉属支

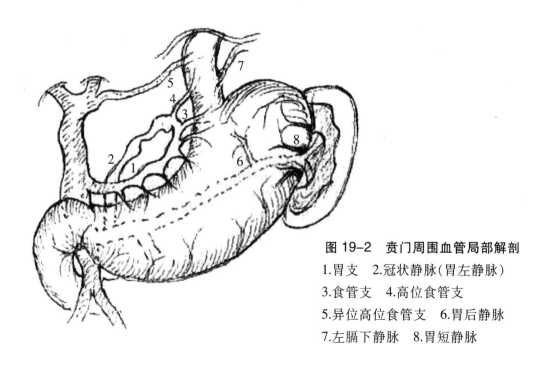

图 19-2 贲门周围血管局部解剖

1.胃支　2.冠状静脉（胃左静脉）

3.食管支　4.高位食管支

5.异位高位食管支　6.胃后静脉

7.左膈下静脉　8.胃短静脉

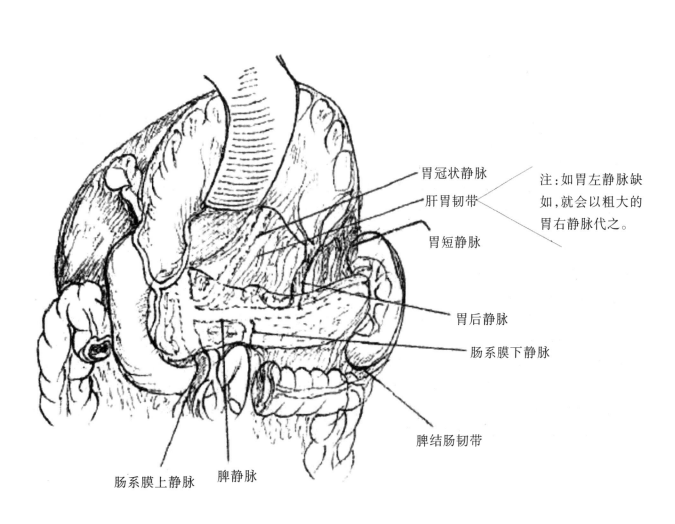

胃冠状静脉
肝胃韧带
胃短静脉

注:如胃左静脉缺
如,就会以粗大的
胃右静脉代之。

胃后静脉

肠系膜下静脉

脾结肠韧带

肠系膜上静脉　脾静脉

图 19-3　胃左静脉与胃后静脉的局部解剖

第20章　贲门周围血管离断术

贲门周围血管离断术是在长期的临床实践中发展和完善起来的一种术式,是目前国内治疗门脉高压症并发上消化道大出血最常用、疗效最佳的手术方式。各种分流术都面临着一个共同的问题,即降低肝脏的门静脉血供,使肝脏因缺乏营养因子而发生功能障碍,术后肝性脑病发生率高,加之手术操作复杂,分流口易合并血栓等,因此,断流术逐渐受到重视。该手术的合理性在于控制出血的同时,能维持门静脉血向肝灌注,有利于肝细胞的再生和其功能的改善,可用于肝功能较差的患者及急性出血期。

大量的临床实践表明,断流术中以"贲门周围血管离断术"为最佳术式,手术创伤相对较小且范围不大,止血作用确切,疗效满意。在施行贲门周围血管离断术时,要做到"彻底"和"完全"的断流,即应结扎切断门奇静脉间的全部反常侧支静脉,其中高位食管支的结扎切断是关键。如遗漏高位食管支或异位高位食管支,可导致术后再出血。

关于预防性贲门周围血管离断术:大量的统计数字表明肝硬化病人仅有40%出现食管胃底静脉曲张,其中有50%~60%的病人并发大出血,所以没有必要行预防性手术。临床上可见经过预防性手术后反而引起大出血,尤其是肝硬化肝功能损害严重者,因为任何手术对病人都是负担,甚至引起肝功能衰竭,因此,预防性手术值得商榷。笔者同意多数学者的意见:因为门脉高压症合并第一次上消化道大出血死亡率可高达40%~50%,因此,食管胃底静脉重度曲张(有红色征),预防性断流手术可挽救这一部分病人的生命,尤其是合并有脾大、脾功能亢进者更有预防性手术的必要。

贲门周围血管离断术

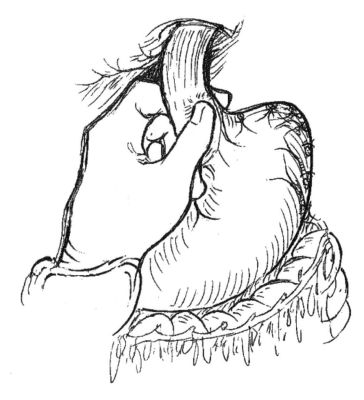

图 20-1　用手指钝性分离食管下段 5~8cm 范围，紧靠食管切断高位食管支和异位高位食管支

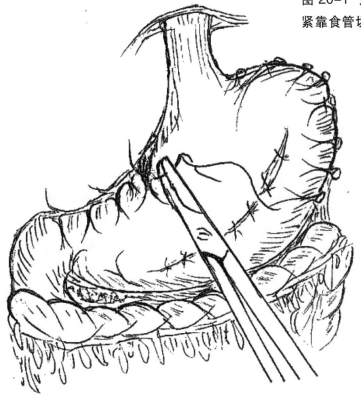

图 20-2　以细丝线间断缝合胃大、小弯前后壁的浆膜，使胃大小弯浆膜化

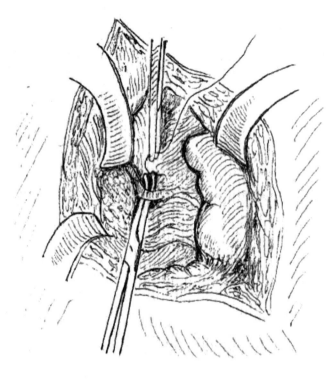

A.门静脉高压的巨脾：首先结扎脾动脉可使脾脏缩小、变软,游离脾脏时减少出血,结扎脾动脉的难点也是脾切除困境之一，一般是在胰腺上缘寻得脾动脉(先打开胃结肠韧带便于探寻)结扎之,但少有脾动脉在胰后面应注意寻找。

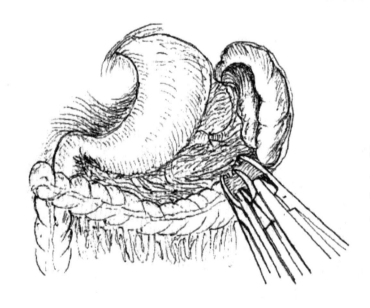

B.助手将脾下极向左上翻起,以显露脾结肠韧带,用止血钳钳夹、切断结肠韧带,注意勿伤及结肠及其系膜的血管。

图 20-3　离断结扎脾动脉及脾结肠韧带

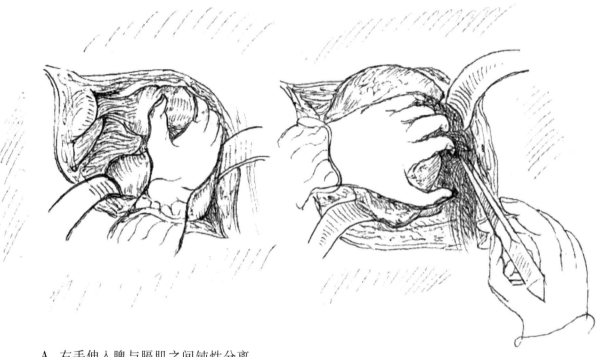

A. 右手伸入脾与膈肌之间钝性分离
脾膈韧带,右手握住脾脏上极,向下
前右方向托出切口。

B. 立即用温盐纱布垫塞入脾窝,
既能压迫渗血,又能使脾不再滑
入原位。

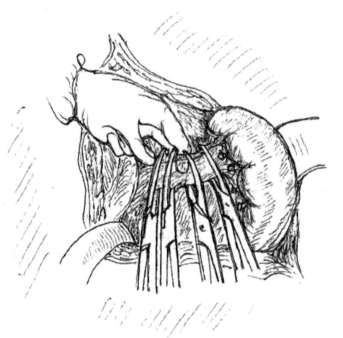

C.助手托住脾脏,术者用左手食、
中指从脾蒂后绕过钩住脾蒂,用三
把长弯止血钳夹住脾蒂,剪断双重
结扎,近端缝扎可靠。移除脾脏。

图 20-4 离断脾周韧带,钳夹、切断缝拢脾蒂

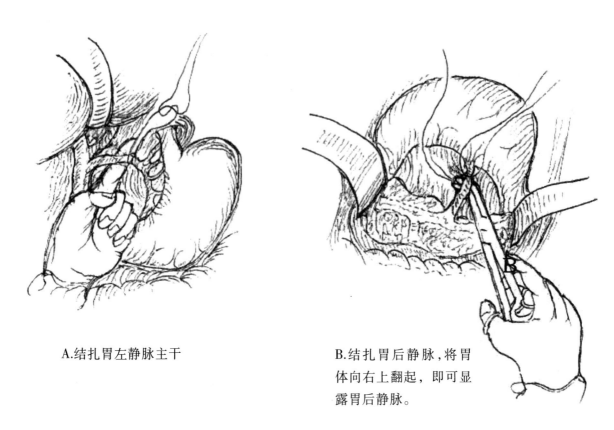

A.结扎胃左静脉主干

B.结扎胃后静脉,将胃
体向右上翻起,即可显
露胃后静脉。

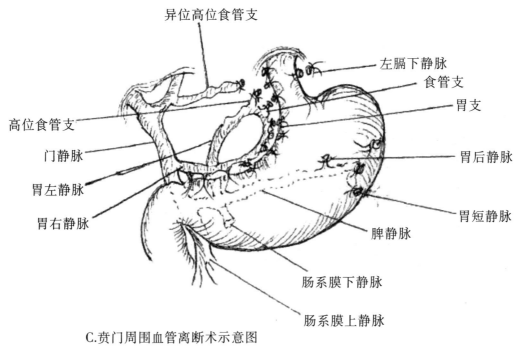

C.贲门周围血管离断术示意图

图 20-5   贲门周围血管离断术示意图

第21章　门静脉高压症分流术

　　肝硬化门静脉高压症时,肝内门静脉血流阻力增加,减压性分流术后,门静脉的压力降低,使得门静脉的血液不能经肝窦灌流,有时门静脉反而成为肝血的流出道,因而肝功能进一步恶化,后期肝性脑病的发生率高,结果分流术不能有效地治疗病人,延长病人的生存时间,这也是选用分流术来治疗门静脉高压出血时争论焦点的所在。

　　欧美国家的肝硬化门静脉高压多是由酒精引起,多选用端侧门-腔静脉分流术。脾肾静脉分流、肠系膜上静脉-下腔静脉分流是属于周围性分流,这两种分流术在我国用得多,吻合口径的大小和吻合口两侧的压力梯度,常决定吻合能否长期保持通畅。因此,周围性分流的吻合口,即较小的吻合口就可以减少肝性脑病的发生,但吻合口栓塞的风险较高(占18%左右,而腔静脉侧侧吻合只占2%)。Landreneau从动物实验证明保持肠系膜静脉高压时,可增加肝动脉的代偿性血流和减少肠道氨的吸收,可能是维护分流术后肝脏功能的一个原因。因此,小口径的门-腔分流术("限制性"门腔分流术)使用相对增多。

　　分流术和断流术对于治疗门静脉高压症食管静脉曲张破裂出血(EVB)均有良好的效果,手术目的虽然都是防治出血,但手术的理论依据截然不同,都有各自的优缺点。应用何种式式在很大程度上取决于施术者的经验和观点乃至于偏爱。断流术在日本备受推崇,而在欧美并不受青睐。相反分流术在日本基本上被抛弃,而在欧美却仍是被选用的主要术式。

一、门腔端侧分流术

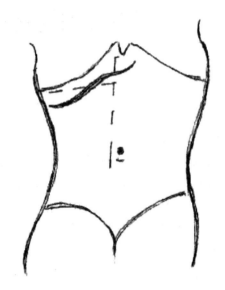

A.门腔静脉分流术的切口

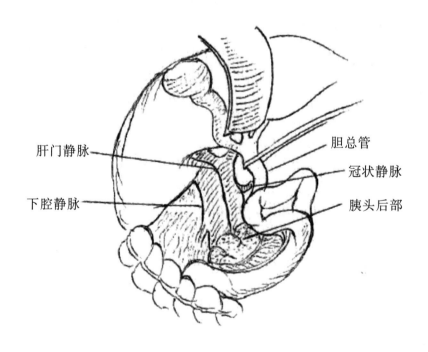

肝门静脉

下腔静脉

胆总管

冠状静脉

胰头后部

B.显示肝门部的管道

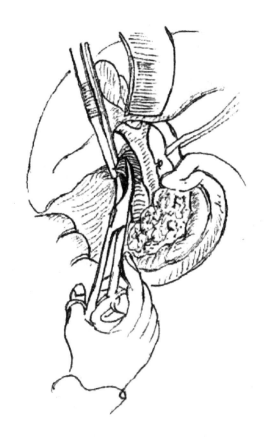

C.结扎切断胃冠状静脉,切开下腔静脉血管鞘

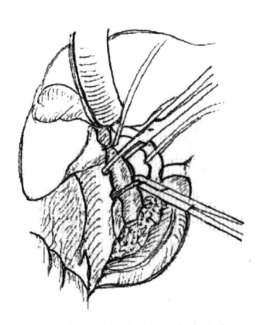

D.结扎切断门静脉的近肝侧备吻合

图 21-1 　A、B、C、D.门静脉与腔静脉端侧分流术示意图

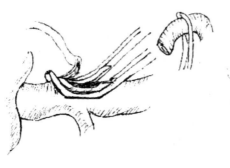

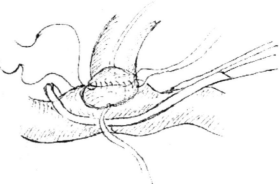

A.剪去下腔静脉的前壁,形成一个较门静脉管径略大的口径。

B.门腔静脉前壁连续吻合,在关闭吻合口的前壁前开放门静脉阻断钳,以排出可能存在的凝血块,再重新阻断和吻合。

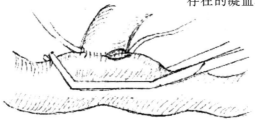

C.开放阻断钳后,如有少量渗血,垫盐水纱布稍加压迫即可。

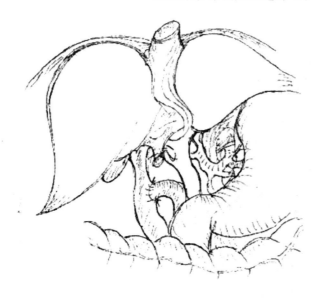

D.门腔静脉端侧分流术示意图

图21-2　门静脉与腔静脉端侧分流术

二、门腔侧侧分流术

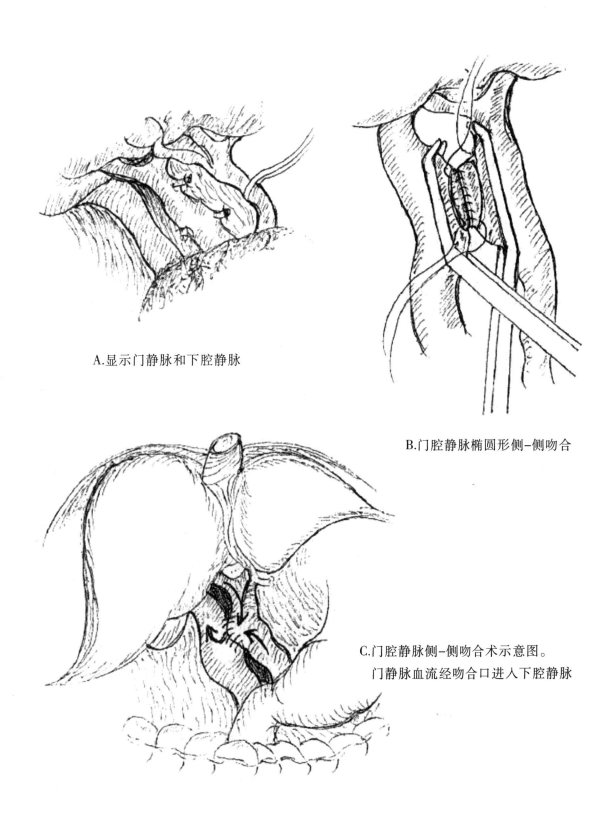

A.显示门静脉和下腔静脉

B.门腔静脉椭圆形侧-侧吻合

C.门腔静脉侧-侧吻合术示意图。
门静脉血流经吻合口进入下腔静脉

图 21-3　门静脉与腔静脉侧侧分流术示意图

三、脾肾静脉分流术

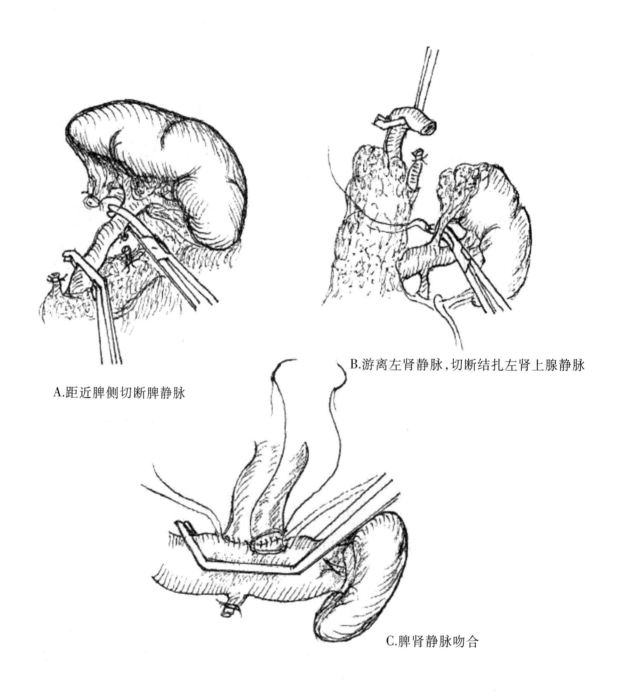

A.距近脾侧切断脾静脉

B.游离左肾静脉,切断结扎左肾上腺静脉

C.脾肾静脉吻合

图 21-4　脾肾静脉分流术

注:将脾静脉向肾静脉靠拢用 Safinsky 钳阻断肾静脉的前壁,剪去大于脾静脉口的管壁,用 5-0 无损缝线于脾肾静脉端侧吻合,在关闭吻合口前放开阻断钳,冲出可能存在的凝血块。

四、远端脾肾静脉分流术

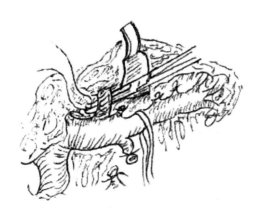

A.结扎肠系膜下静脉后,继之结扎
胃冠状静脉及脾静脉属支小血管

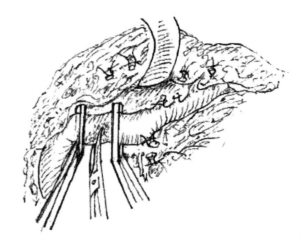

B.距门静脉 1.0cm 处离断脾静脉

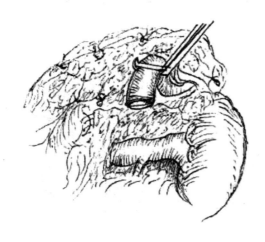

C.游离左肾静脉

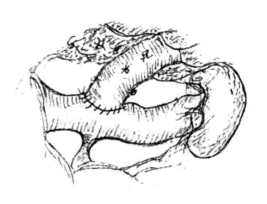

D.脾肾静脉端-侧吻合术

图 21-5　远端脾肾静脉分流术

第22章 布-加综合征的手术

布-加综合征(Budd-Chiari syndrome)是由先天性或后天性原因引起肝静脉和/或其开口以上的下腔静脉段狭窄或阻塞,所致的一种肝后性门静脉高压症。1845年和1899年Budd和Chiari分别描述了本病,故称为Budd—Chiari综合征。

在西方国家,布-加综合征多因血液高凝状态导致肝静脉血栓形成而致,常不涉及到下腔静脉。而东方国家则以发育异常为多见。

本病分为三种类型;Ⅰ型(图22-1A),以下腔静脉隔膜为主的局限性狭窄或阻塞;Ⅱ型(图22-1B),为下腔静脉弥漫性狭窄或阻塞;Ⅲ型(图22-1C),主要病变为肝静脉阻塞。布—加综合征以男性病人多见,男女之比约2:1。有学者统计Ⅰ型占57%,Ⅱ型占38%,Ⅲ型占5%。单纯的肝静脉阻塞者,则以门静脉高压症状为主,如同时有下腔静脉阻塞,可出现双下肢静脉曲张,色素沉着,经久不愈的溃疡,严重者双小腿皮肤呈树皮样改变。晚期病人出现顽固性腹水,食管胃底静脉曲张破裂出血或肝、肾功能衰竭。

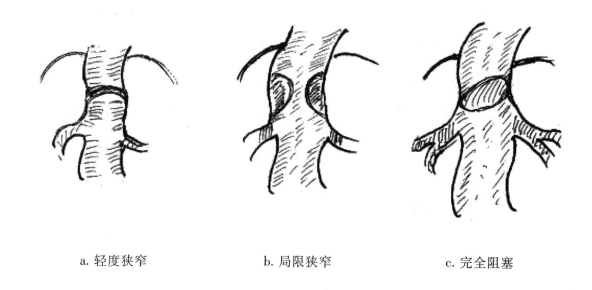

a. 轻度狭窄　　　　　　b. 局限狭窄　　　　　　c. 完全阻塞

图22-1A　隔膜为主的局限性狭窄或阻塞型

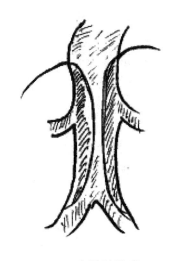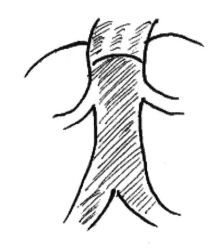

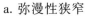

a. 弥漫性狭窄   b. 弥漫性阻塞

图 22-1B　弥漫性下腔静脉狭窄或阻塞型

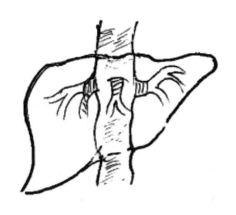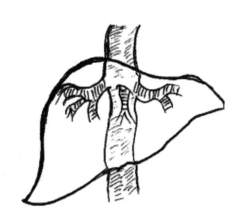

a. 肝静脉开口处阻塞   b. 全肝静脉阻塞

图 22-1C　肝静脉阻塞型

　　布-加综合征的主要病理生理因素是肝静脉回流受阻,肝静脉压力明显升高,从而导致肝中央静脉和肝静脉窦扩张和瘀血。如这种病理状况不解除,日久后纤维组织增生,最终也可继发肝硬化,少数可形成肝癌。我国学者汪忠镐在黄志强等主编《腹部外科手术学》上报道,在南非高达 49%,日本约 13%,我国约 5%。

布-加综合征是指肝静脉或其开口以上段下腔静脉阻塞性病变引起的一种肝后性的门静脉高压症。

一、经右心房破膜术

适应于单纯性的隔膜型下腔静脉阻塞,肝静脉通畅或仅开口部阻塞;局限性下腔静脉狭窄或球囊导管扩张失败,但均伴有肝静脉通畅者。

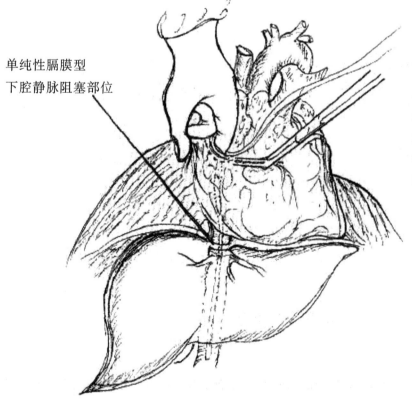

单纯性隔膜型
下腔静脉阻塞部位

图示经右心房示指下伸至下腔静脉 4cm 处,常可触及病变处,膈膜光滑有弹性,要反复数次方可穿破,继之以食指尽力加以扩张,可达到通畅目的。

图 22-2　经右心房破膜术

二、腔房转流术

适应于肝后段下腔静脉局限性的阻塞或狭窄,而肝静脉至下腔静脉通畅或有明显扩大的副肝静脉或其他较大的侧支循环进入下腔静脉者。

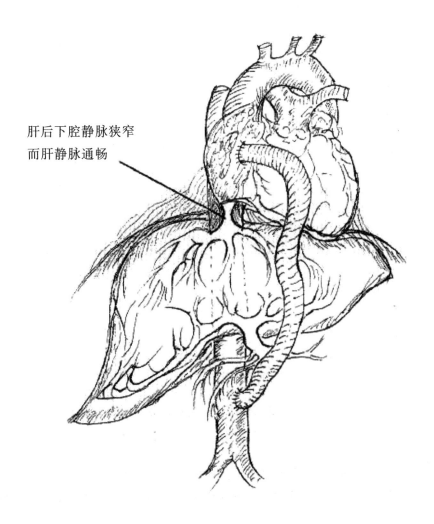

肝后下腔静脉狭窄
而肝静脉通畅

图 22-3　人工血管右心房-下腔静脉吻合示意图

三、肠-房转流术

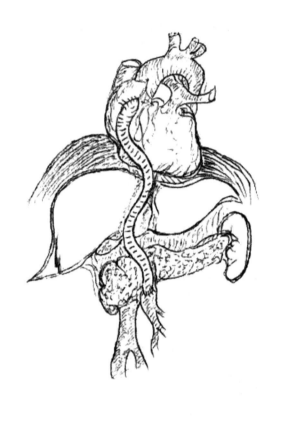

A.肠-房转流术

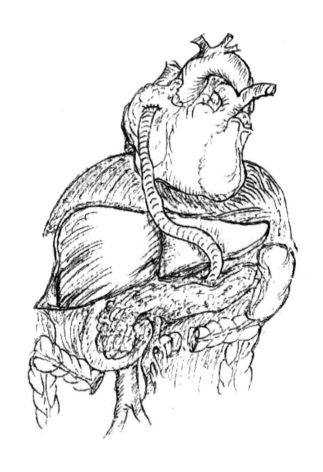

B.脾-房转流术

图 22-4　肠-房转流术

注:若肠系膜上静脉管壁过于脆弱,以人工血管吻合时发生撕裂又难以修复时,可改为脾-房转流术。因此,在分离肠系膜上静脉时应细心勿损伤血管。当转流血管开放后,大量的静脉血突然回流心脏使心脏负荷增大,因此要控制入量,必要时用强心利尿剂等。

第23章　腹腔镜手术简述

　　1901年,俄罗斯圣彼得堡的妇科医师Ott在腹前壁做一小切口,插入窥阴器到腹腔内,用头镜将光线反射进入腹腔内,对腹腔进行检查,并称这种检查为腹腔镜检查。随后,全世界专家学者广泛致力于腹腔镜技术的研究。真正有针对性进行腹腔检查术的发明者是德国的胃肠病学家Kalk,他发明了一种直前斜视135°的透镜系统,被认为是德国诊断肝脏和胆囊疾病的腹腔镜检查术的奠基人。他于1929年首先提倡用双套管穿刺针技术。1986年Cuschieri开始做腹腔镜胆囊切除术的动物实验,并报道一例为动物施行腹腔镜胆囊切除术获得成功。首次用腹腔镜做胆囊切除获得成功的是法国外科医师Philipe Mouret,他于1987年用腹腔镜治疗妇科疾病的同时行胆囊切除手术并获得成功,但未公开报告。1988年5月,Dubois在猪的腹腔镜胆囊切除手术实验基础上也应用于临床,其结果在法国首先发表并在1989年4月美国消化内镜医师协会的年会上放映了手术录像,一举轰动了世界,随之在美国兴起了腹腔镜胆囊切除手术的热潮,使腹腔镜胆囊切除术从动物实验、临床探索阶段进行到临床发展阶段。1991年2月,荀祖武完成中国第一例腹腔镜胆囊切除术,这也是中国第一例腹腔镜外科手术。

　　腹部外科由于微创外科的介入,不但改变了传统手术的方法和途径,亦可能改变对疾病治疗的观点。历来一种新的治疗方法的出现是经过对比和观察才决定发扬或抛弃的。如开放胆囊切除术作为一传统的手术方法已有百多年的历史,向来都是良性胆囊疾病的标准治疗方案。随着腹腔镜胆囊切除的兴起,这个"标准方案"已不能用以作为对照的标准。因为从腹腔镜胆囊切除术开始到将来,已不可能再有完全是开放法胆囊切除术的大组病例来作为前瞻性的对照,不少病人也不再愿意接受开腹手术,将来可能很难有擅于开放法切除胆囊的外科医师了。

　　虽然腹腔镜技术蓬勃发展,但其并发症仍高于传统开放手术。如腹腔镜胆囊切除术的严重并发症的发生率仍然高于开放法胆囊切除术,因此降低并发症发生率仍然是腹腔镜外科的重点。特别要注意的是,腹腔镜手术医生要经过严格的培训并具备扎实的肝胆及胃肠外科基础。随着腹腔镜外科的发展和经验的积累,以及手术设备的不断改进,将来可能有更多的手术在腹腔镜下开展和完善。无论技术手段、经验以及操作设备如何发展和进步,腹腔镜也只是供外科医生选择的一种方法,而最基本的外科基本原则却是任何时候必须谨记的。医生要以最小的代价使手术做得更有成效,对病人更有利。

腹腔镜外科基础

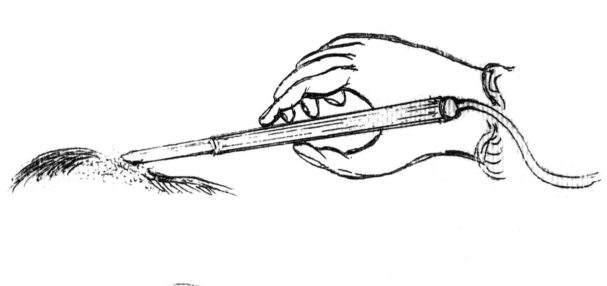

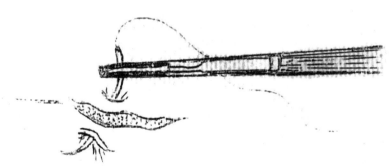

附1　腹腔镜手术示意图

一、腹腔镜下胆囊切除术

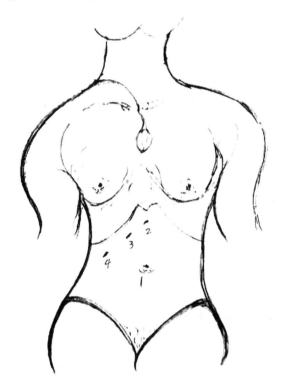

1.脐部,10mm 鞘管植入腹腔镜

2.剑突下,10mm 置入电凝、电切等械物的鞘管

3.右锁骨中线,5mm 鞘管,放置胆囊牵引钳等

4.右腋前线,5mm 鞘管,放置冲洗等吸引管

附1图1　鞘管插入的位置

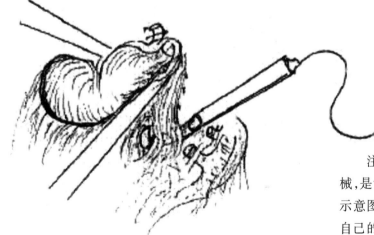

附1图2　剪断胆囊管及胆囊
钩分离胆囊周的粘连及胆囊床

注:本图所示的腹腔镜钻孔置放器械,是常规的电视腹腔镜手术及教学的示意图。当技术进入到深层次后,根据自己的经验结合病人、器械等可增减孔道或改变置放手术器械的位置。

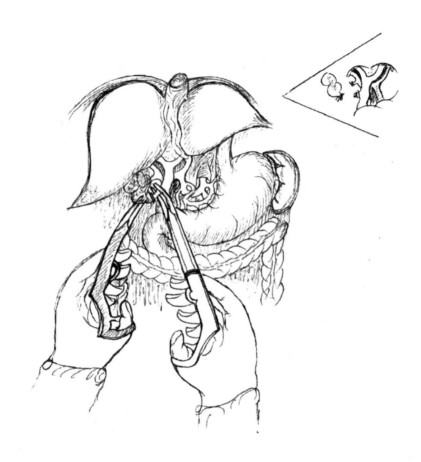

附 1 图 3　腹腔镜下胆囊切除术

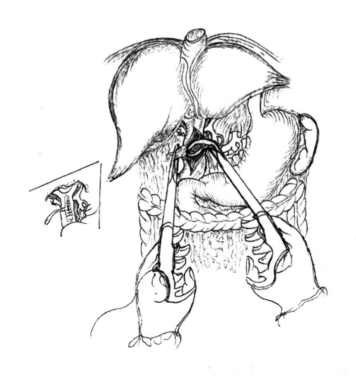

附 1 图 4　腹腔镜下胆总管切开取石术

二、腹腔镜下肝脏手术

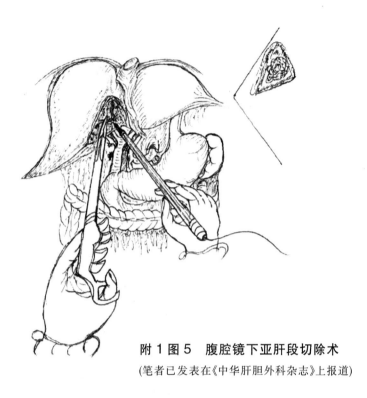

附1图5　腹腔镜下亚肝段切除术

(笔者已发表在《中华肝胆外科杂志》上报道)

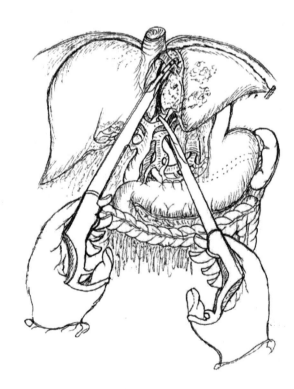

附1图6　电视腹腔镜下规则性肝左外叶切除术

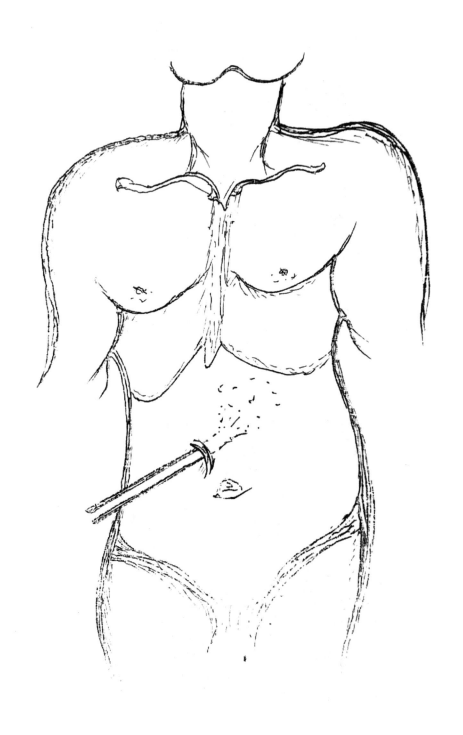

附 1 图 7　诊断性腹腔镜示意图

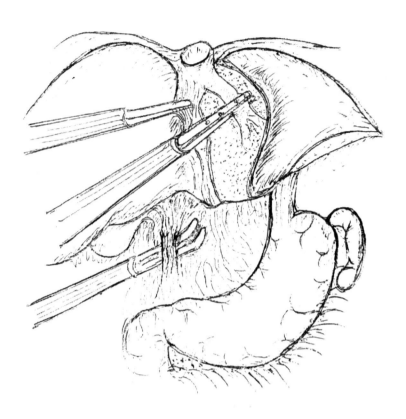

附 1 图 8　腹腔镜下切肝术式示意图

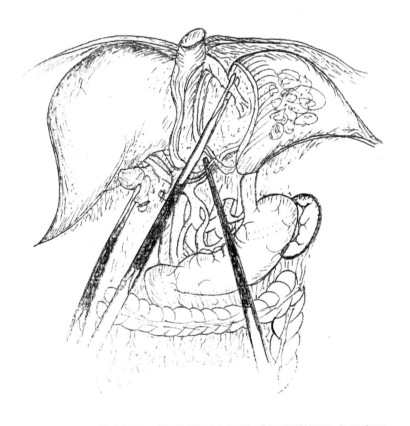

附 1 图 9　腹腔镜下左肝外叶及胆囊切除术示意图

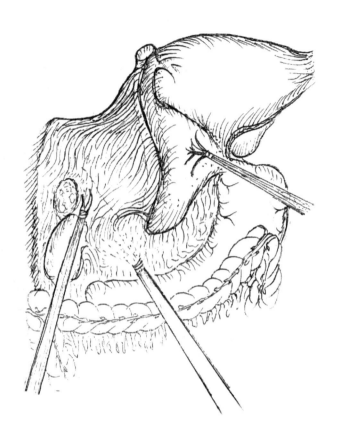

附 1 图 10　实质性脏器腹腔镜手术示意图

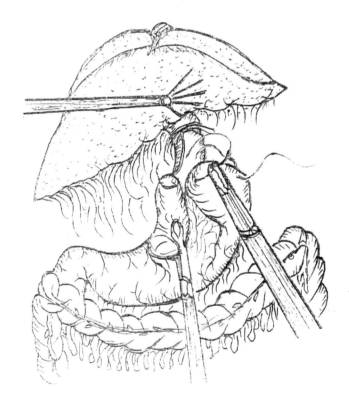

附 1 图 11　腹腔镜下 Nissen 胃底折叠术示意图

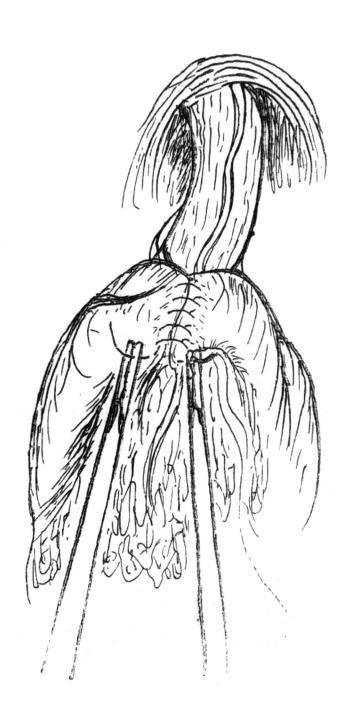

附 1 图 12　Nissen 手术示意图

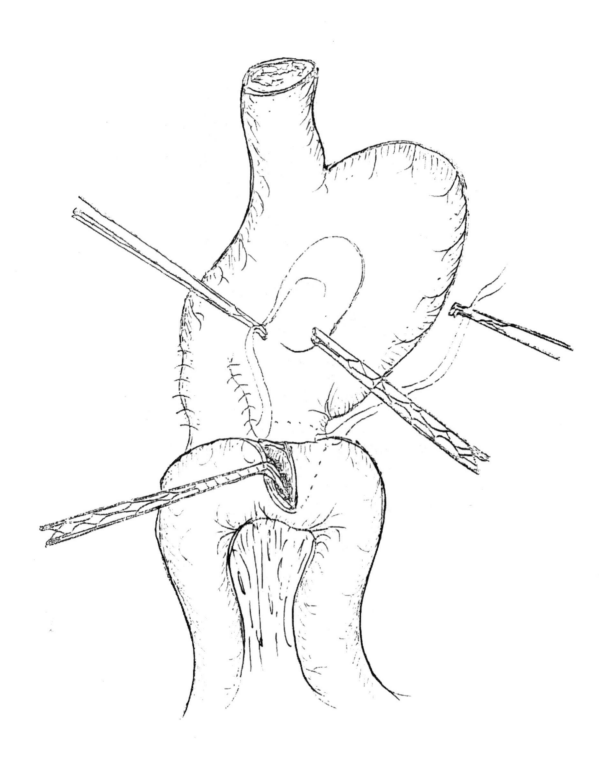

附 1 图 13　腹腔镜下胃切除胃空肠吻合术示意图

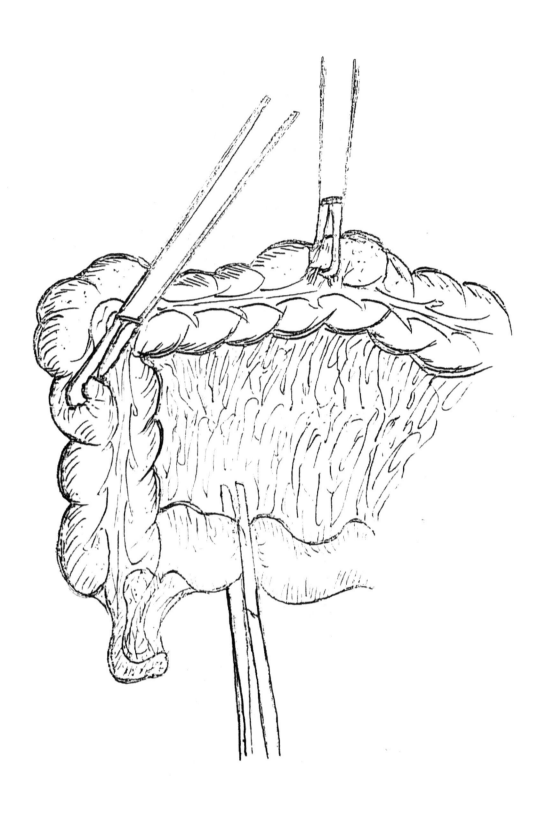

附 1 图 14　腹腔镜下结肠切除术示意图

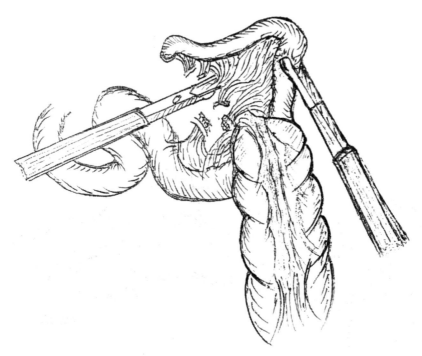

附 1 图 15　腹腔镜下阑尾切除术示意图

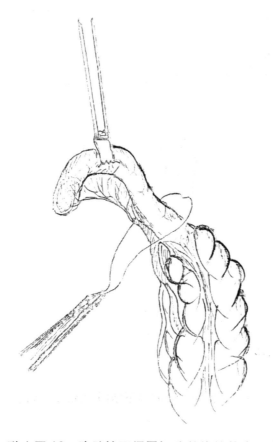

附 1 图 16　腹腔镜下阑尾切除丝线结扎术示意图

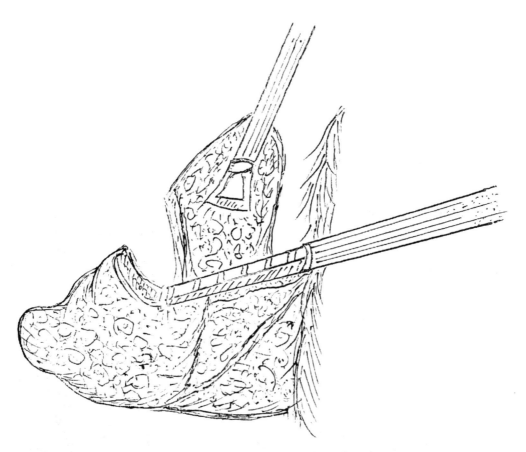

附 1 图 17　胸腔镜下肺段切除术示意图

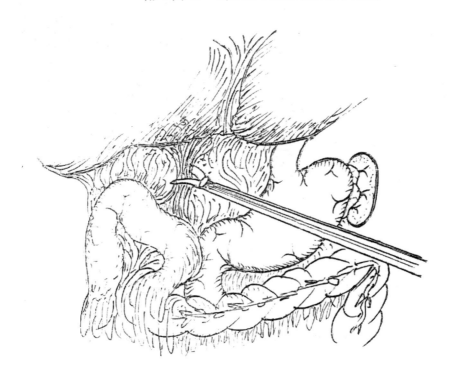

附 1 图 18　腹腔镜的其他各种应用
(分离粘连等手术)

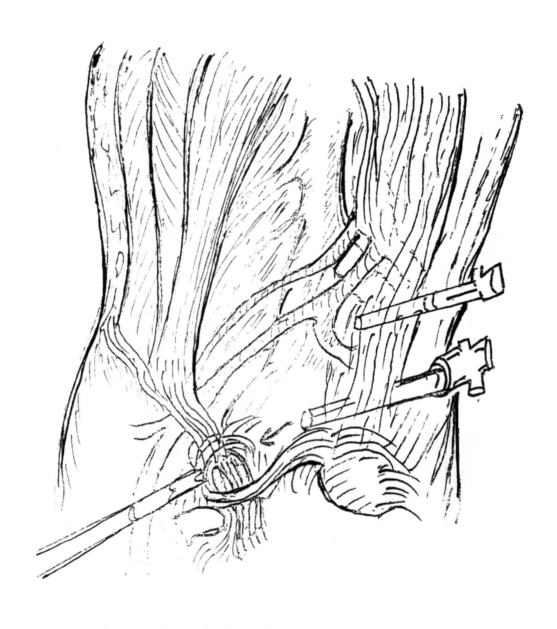

附 1 图 19　腹腔镜下腹股沟疝手术示意图

附 2　肝脏移植术示意图

一、脑死亡供肝者的切取

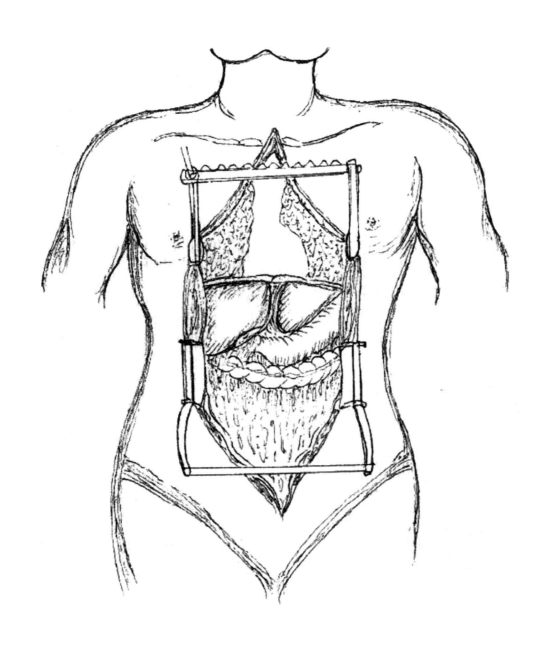

附 2 图 1　供肝胸腹联合切口

二、左肝管空肠吻合术

A.供肝的手术步骤
主要包括：
(1)探查；
(2)供肝的顶部分离；
(3)游离肠道；
(4)切断肝固有韧带；
(4)解剖肝十二指肠韧带；
(6)解剖分离肝门部的管道等；
(7)冷灌注。

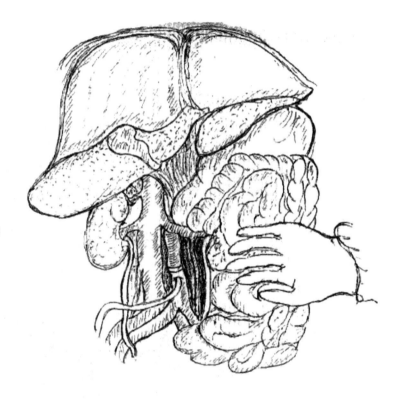

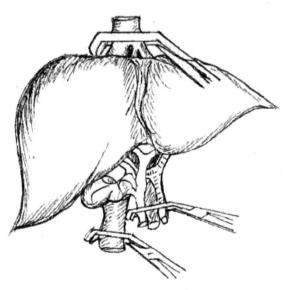

B.切取足够的供肝,置放于器官
保存液中。
国际通用的 4C Uw 保存液
(university of wisconsin solution).

附2图2　左肝管空肠吻合术

三、原位肝移植术

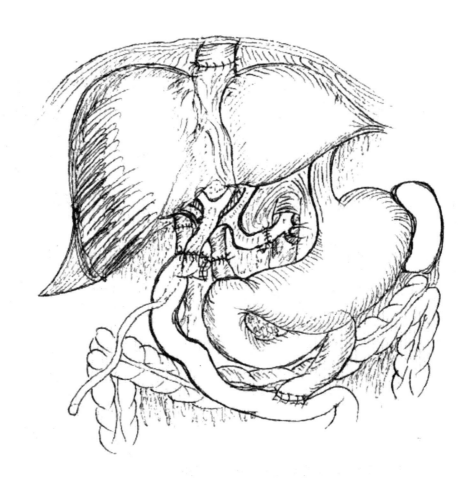

附2图3　标准原位肝移植术示意图

移植完毕吻合的主要管道包括：

(1)肝上下腔静脉端端吻合术；

(2)门静脉端端吻合；

(3)肝动脉端端吻合；

(4)肝下下腔静脉端端吻合；

(5)胆总管空肠端侧 Roux-en-y 吻合

四、背驮式原位肝移植术

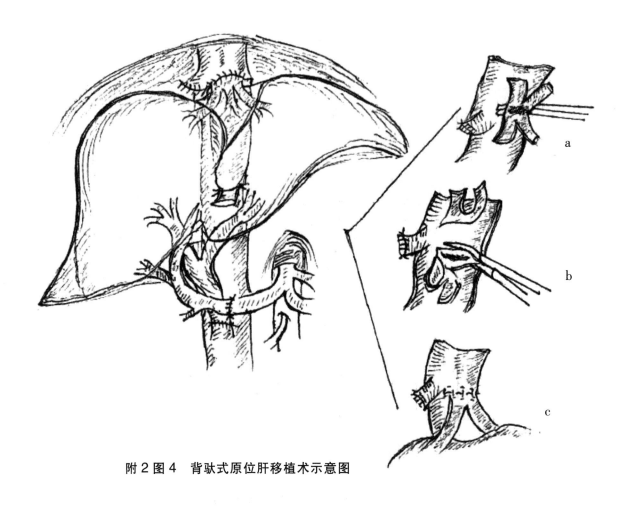

附2图4　背驮式原位肝移植术示意图

a. 游离到第2肝门时,分离出肝右、中、左静脉,选择其中
　 两支共干静脉,置血管阻断钳,用于供肝肝上下腔静
　 脉做端端吻合,另一支给予缝扎。

b. 将左、中肝静脉修剪成一口径大的肝静脉;

c. 与供肝肝上下腔静脉或肝静脉做端端吻合。

五、活体亲属供肝移植术

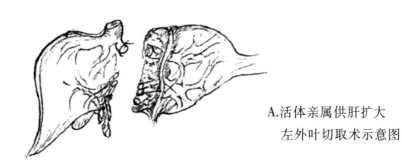

A.活体亲属供肝扩大
左外叶切取术示意图

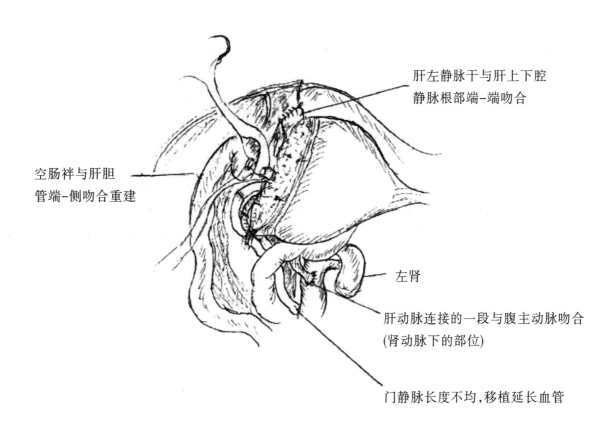

肝左静脉干与肝上下腔
静脉根部端-端吻合

空肠袢与肝胆
管端-侧吻合重建

左肾

肝动脉连接的一段与腹主动脉吻合
(肾动脉下的部位)

门静脉长度不均,移植延长血管

B.活体左外叶供肝植入术吻合完毕示意图

附2图5　活体亲属供肝移植术

参考文献

[1] 黄志强.肝脏外科手术学[M].北京：人民卫生出版社,1996.

[2] 吴阶平,裘法祖.黄家驷外科学[M].6版.北京:人民卫生出版社,2000.

[3] 黄志强.腹部外科手术学[M].湖南:湖南科学技术出版社,2004.

[4] 陈孝平.外科学[M](全国外科高等学校教材,供8年制及7年制的临床医学专用).北京:人民卫生出版社,2010,8.

[5] 王怀经,张绍祥.局部解剖学[M](全国高等学校教材).2版,北京:人民卫生出版社,2010,8.

[6] 陈孝平,吴在德,裘法祖.有关肝段切除的几个问题[J].中国实用外科杂志,1994,14:153.

[7] 陈孝平,吴在德,谭修福,等.肝段切除120例[J].中华外科杂志,1990,28:599.

[8] 严律南,袁朝新,张肇达,等.应用半肝血流阻断作肝叶切除术29例报告[J].中华外科杂志,1996,16:612.

[9] 李荣祥,李金龙,潘万能,等.常温下半肝血流阻断与Pringle's法的临床比较[J].中华肝胆外科杂志,2004,10(4).

[10] 李荣祥,李劲.12例晚期大肝癌外科治疗体会[J].中国普外基础与临床杂志,1999,6(1).

[11] 李荣祥,周颖.肝外胆道、血管解剖变异与手术防范[J].腹部外科,1999,12:6.

[12] 顾树南,李清潭.胆道外科学[M].兰州:甘肃科学技术出版社,1994.

[13] 栾竞新,许桂香.胰腺外科[M].北京:人民卫生出版社,1985.

[14] 曹全铎.脾脏外科[M].北京:人民卫生出版社,2002.

[15] 陈积圣.保留脾外科的兴起与脾功能现代概念[J].肝胆胰脾外科临床,1994,3(1):10.

[16] 舒强,徐恩多.与门脉高压症手术有关解剖问题[J].实用外科杂志,1990,10:173.

[17] 戴植平,杨镇,门静脉高压症的围手术期处理[J].普外临床,1990,5:1.

[18] 汪忠镐,马颂章,王世华,等.布加氏综合征根治术式的探讨[J].中华胸心外科杂志,1995,11:132.